Andreas Winter

Abnehmen ist leichter als Zunehmen

Haben Sie Fragen an Andreas Winter?
Anregungen zum Buch?
Erfahrungen, die Sie mit anderen teilen möchten?

Nutzen Sie unser Internetforum:
www.mankau-verlag.de

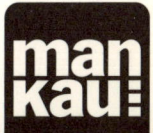

Bibliografische Information der Deutschen Nationalbibliothek
Die Deutsche Nationalbibliothek verzeichnet diese Publikation in der
Deutschen Nationalbibliografie; detaillierte bibliografische Daten sind im
Internet über http://dnb.d-nb.de abrufbar.

Andreas Winter
Abnehmen ist leichter als Zunehmen
ISBN 978-3-86374-370-3
1. Auflage März 2017

Mankau Verlag GmbH
Postfach 13 22, D-82413 Murnau a. Staffelsee
Im Netz: www.mankau-verlag.de
Internetforum: www.mankau-verlag.de/forum

Lektorat: Julia Feldbaum, Augsburg
Endkorrektorat: Susanne Langer M. A., Germering
Umschlag: Andrea Barth, Guter Punkt GmbH & Co. KG, München
Satz: Catherine Avak, Iphofen

Illustrationen: Can Stock Photo: photocreo (S. 8), kanzefar (S. 16/17),
photography33 (S. 32/33), ambro (S. 102/103), andreykuzmin (S. 120/121);
Catherine Avak (Kolumnentitel)

Energ. Beratung: Gerhard Albustin, Raum & Form, Winhöring

Druck: Druckerei C. H. Beck, Nördlingen

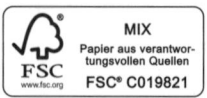

MIX
Papier aus verantwor-
tungsvollen Quellen
FSC® C019821

ACHTUNG:

DIESES BUCH DIENT NICHT

DER UNTERHALTUNG ODER

LEICHTEN LEKTÜRE.

ES IST EIN RATGEBER,

DER IHR LEBEN RADIKAL

VERÄNDERN KANN!

Inhalt

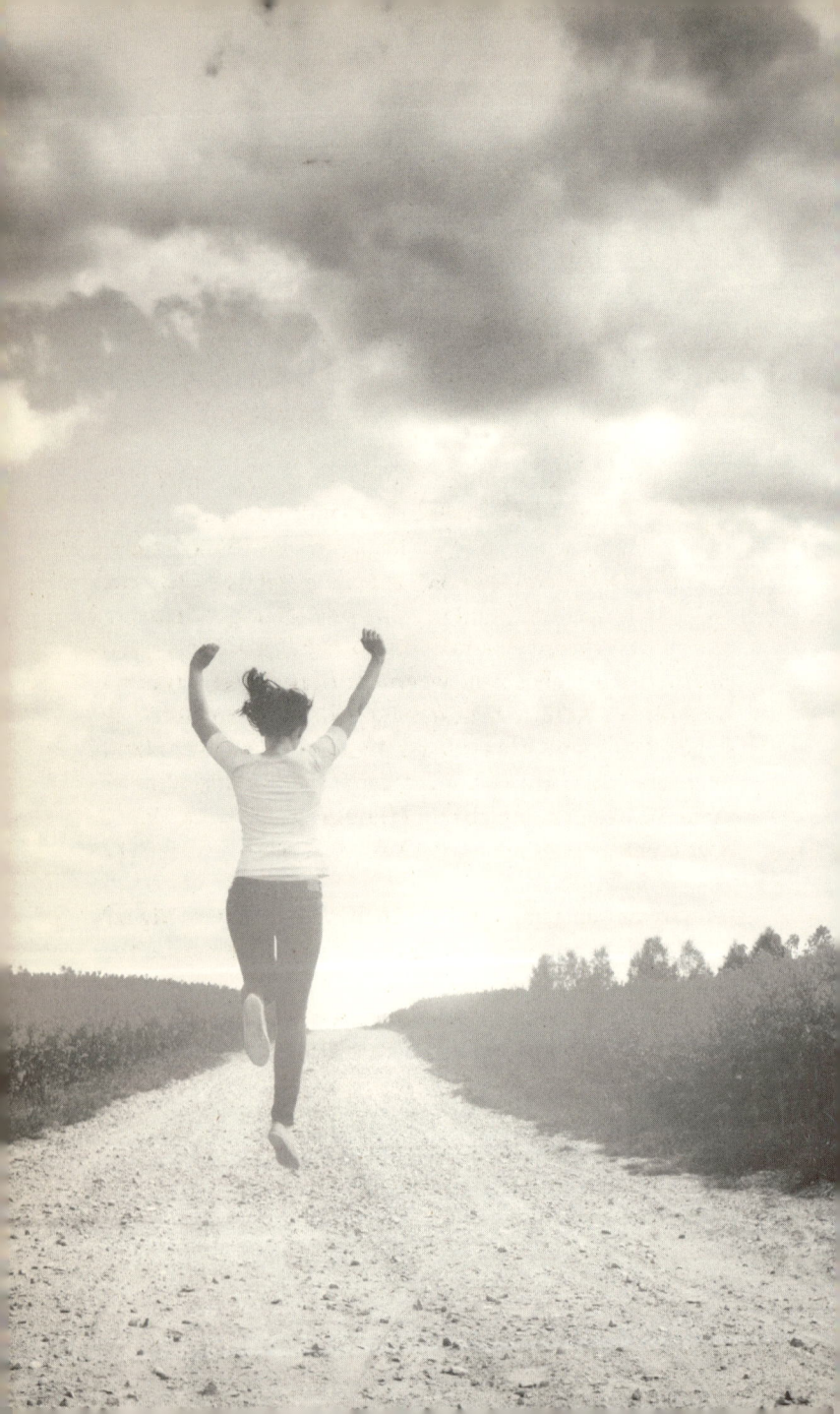

Vorwort
zur Neufassung

Abnehmen ist leichter als Zunehmen – was sich zunächst wie eine Verhöhnung der Diätgeplagten anhört, ist nichts anderes als eine biologische Tatsache, die Sie nutzen können. Genau wie ein Knochenbruch von allein heilt, wenn man den Bruch nicht weiter belastet, und wie ein Luftballon ganz leicht all seine Luft verliert, wenn man hineinsticht, so wird auch Fettgewebe wieder abgebaut, wenn die hormonelle Voraussetzung für den Aufbau nicht mehr gegeben ist. Um das zu verstehen und einen automatischen Abnehm-Effekt zu erreichen, muss ich allerdings etwas ausholen und zunächst die Zusammenhänge erläutern, die dazu führen, dass ein Mensch überhaupt zugenommen hat. Dafür habe ich dieses Buch geschrieben.

Es ist die völlig überarbeitete Neufassung meines Originals aus dem Jahr 2007. Dieses Taschenbuch enthält neue Fallbeispiele, aktuelle Zahlen, Daten und Forschungsergebnisse. Zudem berücksichtigt es den fortschreitenden Bewusstseinswandel und Informationsstand über Ernährung, Endokrinologie und Psychosomatik.

Psychosomatik bedeutet nicht etwa, dass sich jemand eine Krankheit einbildet, sondern dass Gedankenimpulse den Stoffwechsel beeinflussen und somit auf den Körper wirken können. In dieser spannenden Welt der Gedanken – und wie

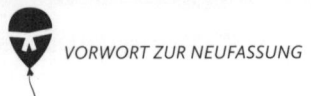

sie sich im Verhalten und auf den Körper auswirken – bin ich als Coach beruflich unterwegs. In meiner Praxis helfe ich täglich Menschen, ihre unterbewussten Programme aufzudecken und damit unschädlich zu machen – und das Abnehmen gehört dazu. Man kann sein Gewicht sehr leicht reduzieren, wenn man verstanden hat, was das Übergewicht tatsächlich erzeugte und was es stoppen würde. Doch eine Schwierigkeit gibt es dabei: Im persönlichen Gespräch ist es relativ einfach, einem Menschen die Hintergründe und Mechanismen seines Übergewichtes so zu erläutern, dass er abnehmen kann. Aber mit einem Buch fühlten sich gerade diejenigen Leser, die oftmals durch end- und erfolglose Ernährungsberatungen verunsichert wurden, nicht genug angeleitet. „Ist mir zu theoretisch. Ich verstehe alles, schaffe es aber nicht, das umzusetzen", höre ich dann. Daraufhin habe ich ein praxisorientiertes Buch zum Abnehmen geschrieben. Darin nehme ich den Leser zehn Tage lang begleitend an die Hand. Doch noch immer gab es Menschen, die sich schwer damit taten, abzunehmen, obwohl dies doch ihr sehnlichster Wunsch zu sein schien und sie bereit waren, alles dafür zu tun. Also produzierte ich zur Unterstützung eine Audio-Doppel-CD mit einem Coachingprogramm, eine vierstündige DVD mit einem Live-Abnehmcoaching, und ich beantwortete zudem Hunderte von Beiträgen in meinem Online-Forum. Und trotz beeindruckender Erfolge schrieben mir noch immer einige Menschen, dass sie alles versucht hätten, um abzunehmen, und sich nun frustriert wieder für eine Diät entschieden hätten. Das brachte mich wirklich an den Rand der Verzweiflung. So ungefähr musste sich damals mein Mathematiklehrer gefühlt haben, als er versuchte, der Klasse binomische Formeln oder Logarithmen beizubringen. Einige haben die Formeln verstanden und konnten alles auswendig und mühelos anwenden. Aber andere – und dazu gehörte ich auch – hätte er auch genauso gut in Swahili oder Chinesisch unterrichten können. Ich verstand nichts, obwohl es so einfach und logisch zu sein schien.

Dann habe ich plötzlich entdeckt, an welcher Hürde die sogenannten „Härtefälle" scheiterten! Es fehlte an Relevanz! An dem guten Grund, abzunehmen. Warum soll ich Mathe lernen, wenn ich Mathe nicht brauche und die schlechte Note mit einem anderen Fach ausgleichen kann. Warum soll man abnehmen, wenn man doch schon jahrelang mit seinen Pfunden durchs Leben gekommen ist. Das ist der Grund, warum ich nun mit diesem Buch einen erneuten Versuch mache, einem Übergewichtigen zu helfen, seine Pfunde automatisch und dauerhaft loszuwerden – und das ganz von vorn. Mit Interviews und Erfolgsgeschichten zeige ich Ihnen, wie die anderen ihren „Klick im Kopf" gefunden haben. Ich weiß, dass es geht! Daher gebe ich nicht auf – wenn Sie ebenfalls nicht aufgeben. Ich sage immer: „Ohne Happy End geht bei mir keiner nach Hause!" Irgendwann klappt's dann doch – ich weiß es aus jahrzehntelanger Erfahrung: Abnehmen ist leichter als Zunehmen!

Vorbemerkung – wozu und für wen ist dieses Buch?

Dieses Buch ist kein Ernährungsratgeber, kein Buch mit Anleitungen zur Selbstdisziplin, sondern betrachtet Gesundheitsthemen aus tiefenpsychologischer Sicht. Es zeigt Ihnen Aspekte der Gesundheit, die Ihnen vielleicht zunächst etwas fremd vorkommen mögen, denn es geht um den Zusammen-

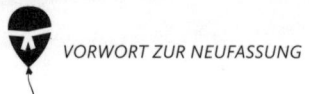

hang zwischen dem, was Sie denken und dem, wie Ihr Körper darauf reagiert. Ich bin kein Arzt oder Heilpraktiker, sondern Geisteswissenschaftler. In meinem Institut arbeite ich als psychologischer Berater und untersuche die Auswirkungen von Emotionen auf das Verhalten und den Körper.

Eigentlich ist das nichts Neues: Der Begründer des autogenen Trainings, Prof. Dr. J. H. Schultz (1884–1970), riet bereits Ende der 1920er-Jahre Ärzten dazu, „das Seelische als biologische Höchstfunktion" anzuerkennen. Er forderte damit zugleich eine „Psychologisierung des Arztes", sowohl in diagnostischer als auch in therapeutischer Hinsicht. Weiter erklärte er: „Vom Arzt fordert es keine Schulgläubigkeit, sondern Aufgeschlossenheit und die Anerkennung der ganzen anthropologischen [d. h. menschlichen] Wirklichkeit." Schultz hat damals schon erkannt, dass offenbar die Psyche und der gesamte unterbewusste Bereich ausschlaggebend für verschiedene Krankheitsbilder sind. Nun, im angebrochenen Zeitalter der Information, haben wir endlich eine Chance, zu begreifen, dass nicht der Körper selbst macht, was er will, sondern alle Körperfunktionen Steuerungsbefehlen unterliegen. Das bedeutet: Sie selbst entscheiden, ob Sie ab- oder zunehmen. Allerdings nicht mit dem Verstand, sondern mit den Gefühlen, und diese sind noch nicht einmal bewusst. Man benötigt ein klein wenig die Bereitschaft, sich anhand von Argumenten für eine andere Sichtweise zu öffnen.

Mit der von Schultz geforderten „Aufgeschlossenheit" kann dieses Buch Ihr bisheriges Leben verändern. Nicht nur, dass Sie ein lästiges Übel loswerden, sondern Sie bekommen auch noch etwas sehr Wertvolles dafür: eine höhere Lebensqualität. Zwar werden Sie erfahren, dass Sie für alles, was Sie bekommen, auch einen Preis in Kauf zu nehmen haben. Doch

ist dieser deutlich geringer, wenn man sich selbst davon befreit, als wenn man aufgrund von Gewichtsproblemen auf Ernährungsberatung, Diät- oder Abspeckprogramme angewiesen ist.

Sie werden im Laufe dieses Buches erfahren, warum Sie überhaupt zugenommen haben, warum Sie abnehmen wollen und warum Ihr Vorhaben bislang nicht so recht klappen wollte. Mit diesem Wissen werden Sie Ihr Körpergewicht künftig selbst beeinflussen können. Damit hat die Angst vor unmäßiger Nahrungsaufnahme ebenso keine Macht mehr über Sie. Sie gewinnen die bewusste Kontrolle über Ihr Ernährungsverhalten zurück. Wir widmen uns also der Frage, warum ein Mensch übergewichtig ist und wie er wieder abnehmen kann. Sie werden vielleicht etwas verblüfft sein, dass dieses Buch nicht besonders dick ist. Aber es bedarf nun mal nicht sehr vieler Worte, sondern nur einer Erkenntnis, um schlank zu werden. Die dargestellten Informationen können Ihnen zu einem physiologisch ausgeglichenen Körperfettanteil verhelfen. Das bedeutet nicht automatisch, dass Sie gertenschlank sein müssen. Je nach Geschlecht, Alter, Körperbau und Abstammung kann es sein, dass Ihr Körperfettanteil in einem Bereich ausbalanciert ist, welcher für eine andere Person überhöht wäre. Der Körperfettanteil hat zudem nach oben hin größere Toleranzen als nach unten. Der Einfachheit halber bezeichne ich den erhöhten Körperfettanteil als „Übergewicht". Korrekterweise reden wir von einem stressbedingten Fettanteil.

Lesen Sie dieses Buch am besten nur, wenn Sie wirklich um jeden Preis abnehmen wollen. Das Programm erfordert keine Disziplin, aber umso mehr große Begeisterung!

Viele Fragen – eine Antwort

Vielleicht haben Sie sich eine der folgenden Fragen schon einmal selbst gestellt:

→ Weshalb können manche Menschen ständig und viel essen, ohne dick zu werden?

→ Warum gibt es so viele verschiedene Methoden der Gewichtsreduktion, doch keine davon garantiert dauerhaftes Schlanksein?

→ Vielleicht haben Sie schon von Menschen gehört, die jahrelang übergewichtig waren und von jetzt auf gleich schlank geworden sind, ohne ihr Essverhalten zu ändern. Wie soll das gehen, wenn Essen doch dick macht?

Noch ein paar Fragen gefällig?

→ Wieso schmecken bestimmte Speisen (etwa Spinat, Käse oder Kohlsuppe) dem einen Menschen, obwohl ein anderer sie verabscheut und davon abnimmt?

→ Warum werden erwiesenermaßen Menschen durch Fernsehen dicker als durch Lesen oder Musikhören?

→ Wieso nimmt man bei einer Diät ab, obwohl man weiterhin isst?

→ Warum nehmen einige Menschen zu, wenn sie nur an Schokolade denken?

→ Warum werden sogar Kühe auf einer Weide fett, obwohl sie nur Gras fressen?

→ Wie kommt es, dass stark übergewichtige (adipöse) Menschen nach einem einzigen Analyse- und Aufklärungsgespräch fortan abnehmen können, ohne bewusst weniger zu essen?

Meine Antwort wird Sie überraschen: weil Essen allein gar nicht dick macht.

So erklärt sich plötzlich das Unerklärliche. Alle Paradoxien schmelzen quasi wie Butter in der Sonne dahin – etwa warum die verschiedensten Diäten alle zum selben (nicht dauerhaften) Ergebnis führen, warum die bloße Zufuhr von Nährstoffen (etwa per Magensonde oder Infusion) weder den Appetit befriedigt noch den Fettanteil beeinflusst und auch, warum die herkömmlichen Methoden zur Gewichtsreduktion allesamt einen Jo-Jo-Effekt haben.

Der Aufbau von Fett hat sogar bei Tieren Gründe, die im Empfinden liegen und nicht in der Ernährung an sich. Daher kann auch Übergewicht sofort abgebaut werden, obwohl man weiterhin isst – wenn man weiß, warum man zugenommen hat.

Wenn Sie auch wissen möchten, was genau hinter dem Aufbau von Fettpolstern und dem Griff zur Nascherei steckt, wenn Sie Spaß an tiefenpsychologischer Detektivarbeit haben und offen dafür sind, ungewöhnliche Sichtweisen kennenzulernen, dann ist dieses Buch für Sie genau das Richtige. Sie werden staunen, was es noch alles zu entdecken gibt bei unserer Suche nach den wahren Gründen fürs Übergewicht.

Machen Sie es sich bequem, wir beginnen ...

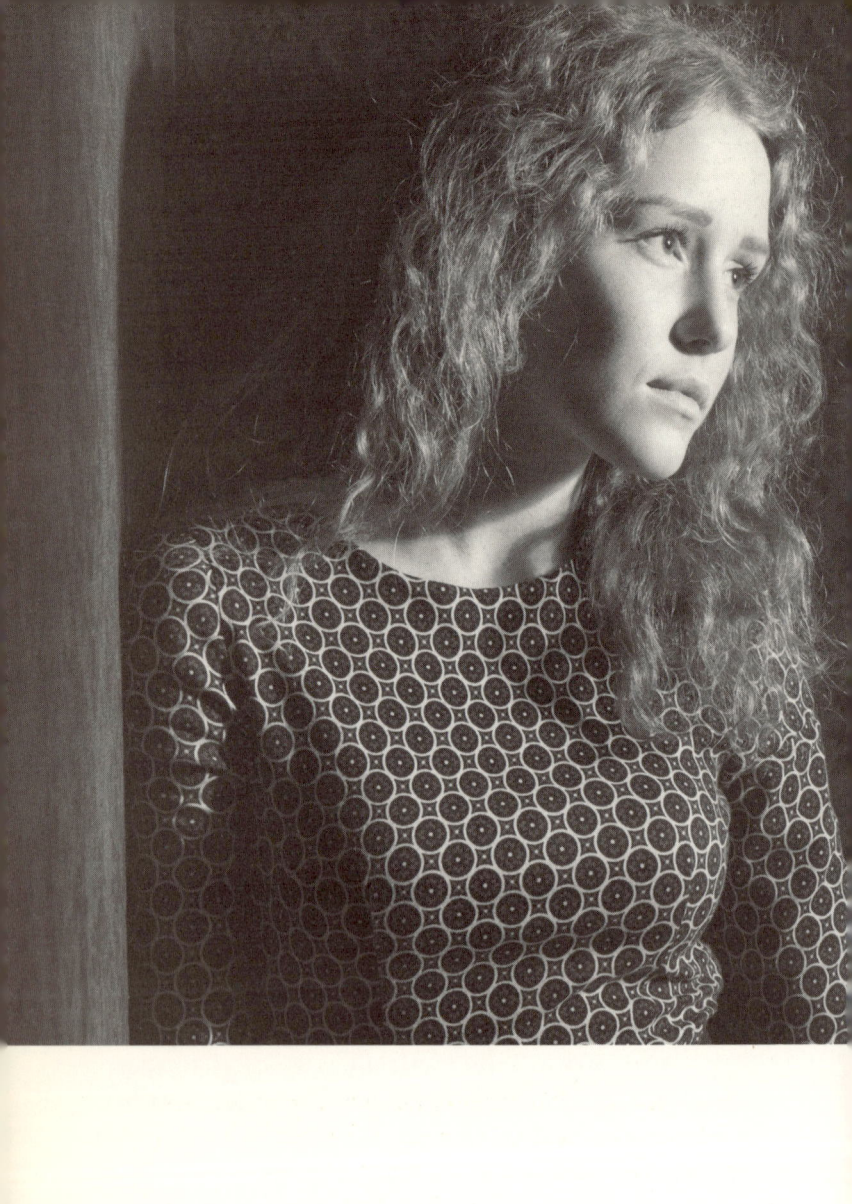

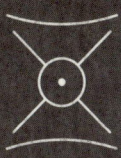

Was ist eigentlich das Schlimme am Übergewicht?

Glaubt man den Statistiken, sterben an den Folgen des Übergewichts etwa fast drei Millionen Menschen weltweit, davon 400.000 in Amerika und 80.000 in Deutschland, allein im Jahre 2015. Die deutschen Krankenkassen kostet die Adipositas-Behandlung jährlich rund 20 Milliarden Euro, das Zehnfache in den USA, Tendenz steigend. Weltweit werden

2,1 Milliarden Erwachsene und 13 Prozent der Kinder als übergewichtig und adipös eingestuft. Davon gelten 641 Millionen
Menschen als krankhaft fettsüchtig, diese Zahl hat sich in
zehn Jahren verdoppelt!

Nun – das kann Ihnen eigentlich egal sein, solange Sie
noch keine ernsthaften körperlichen Beschwerden beklagen.
Sicher ist Ihnen aber nicht egal, dass der Gedanke ans Abnehmen Ihren Alltag dominiert, die Furcht vor Gewichtszunahme Ihre Lebensqualität einschränkt, Sie sich fühlen wie ein
Außenseiter – nur weil Ihr Körper Fettzellen aufbaut und Sie
sich in genau dem Bereich einschränken sollen, wo das Leben
am meisten Spaß macht: beim Genuss. Es lässt Sie sicher auch
nicht kalt, wenn Sie erfahren, dass eine Fettschicht keine
Fehlfunktion des Körpers ist und auch keine erzeugt. Verein-
facht gesagt: Fett ist keine Krankheit und macht auch nicht
krank!

Daher frage ich einfach mal ganz provokant: Was ist eigentlich das Schlimme am Übergewicht?
Die Antwort ist:

> *Das Schlimme am Übergewicht ist,*
> *dass die anderen Ihnen sagen, es wäre schlimm!*

„Die anderen", das sind nicht nur die Modemagazine, die
Partner, Freunde, Verwandten und Bekannten, das ist nicht
nur der Rest der Gesellschaft – das sind sogar diejenigen, die
Ihnen eigentlich da heraushelfen sollten: Ihre Ernährungsbe-
rater. Doch was tun die? Die sagen Ihnen, dass Sie bewusst
essen sollen, damit Sie schlank werden. Wirklich begründet
hat das aber nie jemand, und dauerhaft funktioniert es ja
auch nicht. Ja, mehr noch: Einige Ärzte behaupten unum-
wunden, Adipositas wäre nicht nur eine Krankheit, sondern

sogar noch unheilbar! Mit dieser leichtfertigen Aussage un-
terschreiben genau diejenigen Ihr Todesurteil, von denen Sie
sich eigentlich Hilfe erhoffen. Behandelt wird dennoch – das
lukrative Dauergeschäft mit Unheilbaren will sich schließlich
offenbar niemand entgehen lassen! Aufgrund nicht nur meiner eigenen Forschung kann ich Ihnen getrost sagen, es gibt
keine unheilbaren Krankheiten, sondern höchstens falsche
Therapiekonzepte!

Nun schließt sich sofort eine zweite Frage an: Warum wollen
Sie eigentlich abnehmen?

Wenn doch alles nicht so schlimm ist mit dem Körperfett –
wie ich noch genauer ausführen werde – und das Schlimme
nur die Unkenrufe Andersdenkender sind, wozu dann das
ganze Theater? Ganz einfach: Sie wollen sich nicht länger abgelehnt fühlen!

Kein Witz und jede Wette: Das allein steckt dahinter. Es ist
sogar derselbe Grund, weswegen Sie zugenommen haben! So
gut wie alle Übergewichtigen denken: Wenn ich erst einmal
schlank bin, dann geht es mir besser, dann bin ich glücklicher.
Aber es ist genau umgekehrt: Wenn Sie sich glücklich fühlen,
nehmen Sie ab – automatisch und ohne Rückfall.

Wenn Sie nun erkannt haben, dass Sie nicht in erster Linie
abnehmen, sondern akzeptiert und anerkannt werden wollen – egal wie –, dann ist ein Teil des Drucks weg. Denn unter
Druck abzunehmen, ist so ähnlich, wie unter Druck einschlafen zu wollen – vergessen Sie's!

Dafür, dass Sie Ihre Lebensqualität, Ihren inneren Frieden
und vor allem Ihr Selbstwertgefühl wieder zurückbekommen,
lohnt es sich allemal, abzunehmen. Damit Sie dieses Ziel
mühelos und in realistischer Zeit erreichen, gehen wir hier
einmal einen ganz anderen Weg, als Sie es vielleicht gewohnt

sind. Wir werfen einen Blick auf das, was Ihren körperlichen Stoffwechsel steuert: Ihre unterbewussten Gefühle!

Angst macht dick!

Übergewicht entsteht durch Angst. „Angst" ist der Faktor, der bei allen Abspeckprogrammen, bei allen Ernährungsberatungen, bei Fitnessübungen und bei allen guten Ratschlägen zum Abnehmen immer unberücksichtigt bleibt. Daher gibt es ja auch den berüchtigten Jo-Jo-Effekt bei Diäten: Das Gewicht schwindet, die Angst bleibt, das Gewicht kommt wieder. Den alles erklärenden Faktor Angst haben die Mediziner deshalb jahrelang übersehen, weil sie ständig auf die Materie, das Essen, achten und weniger darauf, wie wir uns beim Essen fühlen – und warum. Darüber hinaus ist es sicherlich einfacher und lukrativer, einem Menschen ständig Mittelchen gegen immer wiederkehrende körperliche Symptome zu verkaufen, als einmal richtig hinzuschauen und ihn aufzuklären, was da eigentlich mit ihm und seinem Körper los ist.

Nun ist Angst eine recht komplexe Angelegenheit. In der Hauptsache ist es beim Menschen die Angst vor Mangel, die zur Ausschüttung bestimmter Botenstoffe und somit zum Aufbau und hartnäckigen Festhalten von Fett führt. Was man darunter versteht, wie sich dies körperlich niederschlägt und wie man diese Angst wieder loswird, erfahren Sie in diesem Buch. Und das ist auch schon alles, was Sie wissen müssen, um für immer auf Diäten, Sportprogramme oder Ernährungsberatung zur Gewichtsreduktion sowie disziplinierte Nahrungsdosierung verzichten zu können. Ohne Angst ist Abnehmen leichter als Zunehmen!

Überlegen Sie selbst: Kennen Sie jemanden, dem eine Ernährungsberatung oder ein medizinisches Abnehmprogramm dazu verholfen hat, sich innerhalb weniger Wochen vom Übergewicht zu befreien, ohne sich ständig die Ernährungs- oder Bewegungsvorschriften ins Gedächtnis zu rufen, und anschließend auch noch schlank zu bleiben, ohne auch nur im Geringsten darauf zu achten, was er isst oder wie viel er sich bewegt?

Dennoch gibt es zahlreiche Menschen, die nach einem einzigen analytischen Gespräch über die psychischen Ursachen der Fettpolster abgenommen haben, ohne sich bewusst einzuschränken, zu disziplinieren oder gar mehr Sport zu treiben. Ich persönlich kenne einige Hundert von ihnen – meine Kunden –, die einfach abnehmen, weil sie nach einer speziellen Behandlung plötzlich angstfrei sind. Diese Sitzung ist allerdings kein „Zuckerschlecken", denn wir reden stundenlang über tief sitzende Ängste. Ängste, die derart massiv sind, dass ein Mensch lieber übergewichtig wird und bleibt, ja sogar an den Folgen zu sterben bereit ist, als diesen Angstauslösern erneut zu begegnen. Wir reden über Ängste in der frühen Kindheit, über Traumatisierungen, Schockerlebnisse und gravierende Enttäuschungen. Doch wenn all diese in ihrem Zusammenhang mit dem Übergewicht erkannt und reflektiert sind, dann haben sie nicht nur keinen Einfluss mehr auf den Körper, nein, die Ängste sind dann sogar vollständig aufgelöst.

Das Wichtigste, was Sie begreifen müssen, ist: Wenn Sie Ihre Speise für Ihr emotionales Rettungsboot halten, wandeln Sie den Wasser- und Kohlenstoffanteil darin in Fett um, um sie für immer festzuhalten. Erkennen Sie jedoch, dass es nicht die Speise ist, die Ihnen ein Wohlgefühl verschafft, sondern

Sie selbst, nehmen Sie nicht mehr zu. Ist es Ihnen schließlich sogar gelungen, Ihr Mangelempfinden vollständig zu beseitigen, weil Sie Ihren Wohlstand erkannt haben, werden Sie von allein schlank, und Sie bleiben dies auch.

Einige Menschen quälen sich noch genau mit diesem letzten Aspekt herum: Es fällt ihnen schwer, zu begreifen, dass sie zur mächtigsten Art dieser Welt gehören und sich selbst verschaffen können, was und so viel sie wirklich wollen. Trotz Beratung glauben sie, sie wären auf Lob, Anerkennung und Zuwendung und Erlaubnisse anderer angewiesen, um sich wohlzufühlen – und wundern sich dann, wenn sie nicht abnehmen.

Was ist Angst?

Haben Sie sich diese Frage jemals gestellt? Jeder kennt Angst, doch was ist Angst denn eigentlich genau?
Meine Definition:

> *Angst ist eine unreflektierte Schutzreaktion*
> *gegen eine befürchtete Bedrohung.*

Damit ist Angst keine Dummheit, sondern eine unterbewusste Taktik des Vermeidens, die dafür sorgen soll, dass ein Mensch sich nicht in eine Situation begibt, die er für existenzbedrohend hält. Diese Bedrohung muss er zuvor selbst erfahren haben oder zumindest ihre Bedeutung kennen. Beispielsweise haben Sie auch keine Angst vor „Schnirx". Warum nicht? Weil sie nicht wissen, was „Schnirx" ist, und daher damit auch keine Bedrohung verknüpft haben.

Sie brauchen sich für Ihre Angst übrigens nicht zu schämen: Ob Helmut Kohl oder Rainer Calmund, Hella von Sinnen oder Oliver Hardy – sie alle haben in ihrem Leben genau jene tief sitzende Angst verankert, die verhindern soll, dass eine bestimmte, im Unterbewusstsein verborgene Bedrohung erneut zuschlagen kann.

Angst sorgt im Körper für die Ausschüttung einer Kaskade von Botenstoffen, den Neurotransmittern, die allesamt nur die eine Aufgabe haben: den Menschen in die Lage zu versetzen, der bedrohlichen Situation wieder Herr zu werden. Dies wäre eigentlich sogar sinnvoll, wenn Angst in ihrer Eigenschaft als Blockade nicht nur den Misserfolg, sondern auch leider den potenziellen Erfolg verhindern würde. Um dies richtig verstehen zu können, ist an dieser Stelle eine ausführlichere Erklärung nötig:

Wie unsere Psyche „tickt"

„Psychisch" bedeutet nicht, dass Sie verrückt sind, sondern dass lediglich nicht die Knochen, Muskeln oder Nervenzellen selbst entscheiden, was Sie tun, sondern elektromagnetische Wellen. Diese entstehen im Gehirn oder werden von ihm empfangen. „Psychisch" bedeutet: ursächlich und in der Wirkungsweise auf psychische Prozesse (Empfindungen) bezogen, im Gegensatz zu körperlichen Prozessen, wie etwa einem Unfall, Feuer oder chemischen Einflüssen von außen. Ich möchte der Anschaulichkeit halber vorschlagen, die Psyche als „Steuerung" des Körpers zu sehen, analog zu einem Computerprogramm. Dieses „Programm" kann als ein Informationskomplex verstanden werden.

Ein psychischer Prozess, Ihre eigenen Gedanken – und diese müssen noch nicht einmal bewusst sein – können somit ein Empfinden oder Verhalten auslösen, ohne dass hierfür äußere körperliche Einflüsse notwendig sind.

Die Psyche des Menschen hat nur ein einziges Bestreben, das ich den „Algorithmus der Psyche" nenne. Der Begriff Algorithmus entstammt der Mathematik und bezeichnet *eine Berechnungsvorschrift zur Lösung eines Problems.*

Dieses Bestreben der Psyche lautet:
maximale körperliche und psychische Entfaltung
bei minimalem Leid.

Ein jeder Mensch versucht – und er kann gar nicht anders – seine eigene Absicht in der Realität zu verwirklichen. Koste es, was es wolle – und sogar den Tod. Die Kontrolle über das Leben ist der Psyche wichtiger als das Leben selbst! Damit neigt die Psyche, wie jedes andere Programm, dazu, sich irgendwie in der Welt niederzuschlagen (zu manifestieren). Eine subjektiv empfundene „Machtlosigkeits-Erfahrung" hindert die Psyche an der Entfaltung und ist somit das Letzte, was sie hinnimmt.

Das klingt vielleicht etwas kompliziert, ist aber der Schlüssel zum Verstehen, warum einige Menschen trotz rein rationaler Einsicht, ärztlicher Warnungen und Schamgefühlen noch immer einen Wahnsinns-Hunger verspüren. „Nimm mir nichts weg!", lautet das Programm der Psyche, und die entscheidet – und nicht der Arzt oder der Körper.

Nun gibt es drei verschiedene Möglichkeiten, mit Machtlosigkeit, also mit empfundenen Entfaltungseinschränkungen umzugehen:

❶ Beleidigt aufgeben und sich zurückziehen (Defensiv-Reaktion)
❷ Jähzornig trotzen (Offensiv-Reaktion)
❸ Akzeptieren und transformieren (Verstandes-Entscheidung)

Die ersten beiden Muster entstammen dem kindlichen Verhaltensrepertoire. Rückzug bedeutet: Man gibt seinen Freiraum und seine Rechte auf, um weitere Einschränkungen zu vermeiden. Das ist eine Form der Angst. Dazu gehören auch Depression, Introversion, Anpassung oder einfach Feigheit. Man bewegt sich nur noch im vorhandenen Freiraum und vermeidet damit, an die empfundene Grenze zu stoßen. Emotionale Erpressung, also das Zurschaustellen der eigenen Verletztheit, ist ein oft benutztes Mittel, um seine Mitmenschen dazu zu zwingen, keine weiteren Beschränkungen auszuüben. Unter diesen Menschen finden wir sehr viele Übergewichtige mit sogenanntem „Kummerspeck", aber auch deren Gegenteil: die Kachektiker, das sind extrem abgemagerte Menschen, die sich buchstäblich „dünne machen". Bei Zootieren, die hospitalisiert von einer Käfigecke in die andere schleichen, finden wir ebenso diese Vermeidensreaktion. Das Tier bewegt sich nur innerhalb seines geringen Freiraums und hat es aufgegeben, seine Grenze zu erweitern (was durch die Gitterstäbe meist ja auch sicher verhindert wird). Das Ganze ist selbstverständlich, wie beim Menschen auch, die Folge einer enormen Traumatisierung, aber im Sinne der Psyche, die sich vor Beschränkungen schützen möchte, eine durchaus sinnvolle Verhaltensweise.

Für das Gefühl der Selbstbestimmtheit nehmen Menschen auch körperliche Einbußen in Kauf. Ist doch klar: Ein Selbstmörder versucht nicht etwa, diese „schöne Welt" vor sich „Schlimmfinger" zu bewahren, sondern genau umgekehrt: Er bringt sich um, damit die „böse Welt" ihm nicht den „letzten Rest" gibt. Somit bewahrt sich seine Psyche die Entfaltungsfähigkeit, indem sie weitere potenzielle Machtlosigkeitserfahrungen, das sind Einschränkungen von außen, vermeidet. Wer sich selbst tötet, tut das, um anderen damit zuvorzukommen. Selbst wenn jemand sagt, „er wäre des Lebens nicht wert", so entspricht das nicht etwa seiner eigenen Bewertung, sondern beispielsweise der der Eltern, die fest in seinem Kopf als Wertesystem sitzen und für das eigene gehalten werden.

Falls Sie durch das Wort „Macht" abgeschreckt sein sollten: Ich meine damit die Macht im Sinne von Entfaltung und Verwirklichung. Diese zu erreichen oder das Erreichte zu erhalten, danach trachten alle Lebewesen von Geburt an – wir können gar nicht anders. Deswegen reagieren wir ja auch so empfindlich auf Einschränkungen. Echte Macht wirkt nicht destruktiv und manipulativ, sondern konstruktiv.

Zu Möglichkeit zwei, der Offensive, muss ich Ihnen ebenfalls nicht viel erzählen. Ein Jähzorniger ist jemand, der versucht, seine empfundenen Grenzen auszuweiten. Strategien hierfür finden wir beispielsweise bei allen Krieg führenden Politikern sowie grundsätzlich bei allen Menschen, die uns einschüchtern wollen. Auch diese Menschen neigen oftmals (nicht zwingend!) zu Übergewicht.

Wütende Menschen fühlen sich machtlos (hilflos) und gehören ebenfalls zu den Ängstlichen. Überrascht? Je cholerischer ein Mensch auf Sie reagiert, desto mehr zeigt er Ihnen damit, dass er sich von Ihnen unterworfen fühlt (führen Sie sich dies bitte einmal vor Augen, falls Ihr Chef oder Ihr Partner Sie wieder einmal anschreit). Einem solchen Menschen, der Sie anschreit oder verprügeln will, begegnen Sie ganz einfach damit, dass Sie ihm den geforderten Freiraum lassen. Geben Sie nach, so wie Sie es im Matthäus-Evangelium lesen können: „Ihr habt gehört, dass gesagt ist ‚Auge um Auge, Zahn um Zahn' (2. Mose 21,24). Ich aber sage euch, dass ihr nicht widerstreben sollt dem Übel, sondern: Wenn dich jemand auf deine rechte Backe schlägt, dem biete die andere auch dar" (Mt 5,38–39).

Wenn Sie das nämlich bewusst und absichtlich tun, ist dies für Sie keine Einschränkung Ihrer Freiheit mehr, sondern gewollt und damit die einzige Möglichkeit, mit von außen gesetzten Grenzen konfliktfrei umzugehen, nämlich sie zu akzeptieren und damit zu integrieren. So wird die Beschränkung nicht länger als Machtlosigkeitserfahrung wahrgenommen, sondern als freie Entscheidung. Konkret heißt das: Spüren Sie in die Bedürfnisse Ihres Mitmenschen hinein, und geben Sie ihm absichtlich genau das, was er wirklich begehrt. Dafür bekommen Sie von ihm alles, was Sie sich wünschen. Probieren Sie es aus: Gehen Sie zum Bäcker und geben Sie ihm drei Euro. Sie werden wahrscheinlich genau die Anzahl Brötchen dafür bekommen, die Sie dafür erwarten. Gehen Sie arbeiten und leisten Sie das, was Ihr Chef oder Kunde wirklich will. Sie werden aller Wahrscheinlichkeit nach nicht beschimpft, sondern angemessen bezahlt. Allerdings ist das, was ein anderer wirklich will, nicht immer so ganz leicht herauszufinden. Genauer gesagt, jeder Mensch sehnt sich nach Respekt, nach Interesse an seinen Werten und nach Anerkennung derselben – doch was sind diese Werte?

Das herauszufinden führt uns zu Möglichkeit drei: der Akzeptanz. Diese ist der Königsweg: Um eine Grenze zu akzeptieren, muss man sie allerdings verstehen und den Sinn darin erkennen, nur dann kann sie von der anderen Seite her aufgehoben werden. Doch es lohnt sich: Menschen, denen das gelungen ist, wie etwa Mahatma Gandhi oder Mutter Teresa, sind schlank, weil sie nach diesem Prinzip lebten. Wenn Sie möchten, können bald auch Sie dazugehören.

Nun höre ich einige von Ihnen förmlich aufschreien: „Ich will nicht werden wie Gandhi oder Mutter Teresa, ich will einfach nur ein paar Kilogramm abnehmen!" Doch das geht nicht automatisch, solange Sie sich noch machtlos und abhängig fühlen wie ein Kind. Das automatische und dauerhafte Schlanksein können Sie sich nicht mit Wut herbeijodeln, das muss von innen kommen, denn Sie können Ihren eigenen Körper nicht belügen.

Warum diese Strategien so entscheidend für unsere Figur sind, habe ich oben schon angedeutet: Neurotransmitter, die Botenstoffe, die aus Gedanken Realität machen (also elektromagnetische Impulse in Form von chemischen Reaktionen weitertragen), sind für alle körperlichen Prozesse zuständig. Sie werden „durch Gedanken" aktiviert – und zwar nicht durch die Gedanken, die Sie gerne hätten, sondern durch diejenigen, die Sie tatsächlich denken, selbst wenn diese Ihnen gar nicht bewusst sind.

Neurotransmitter –
die „stille Post" im Körper

Die Erforschung der Psychosomatik lehrt uns, dass jeder relevante Gedanke sich körperlich auf mehr oder weniger deutliche Weise niederschlägt. Neurotransmitter sind dabei jene biochemischen Stoffe, die vom Körper gebildet und ausgeschüttet werden, um die Kommunikation der Nervenzellen untereinander zu gewährleisten, indem die Informationen in elektrische Impulse umgewandelt werden. Dadurch verändert sich das Aktionspotenzial an den Kontaktstellen (den sogenannten Synapsen), sodass das Signal durch Ionendiffusion weitergegeben wird. Sei es etwa, dass ein persönliches Unglück Ihnen Herzrasen beschert, weil Ihre Nebennieren Adrenalin, das Stresshormon, ausstoßen, oder dass Sie bei einem langweiligen Fernsehfilm einfach einschlafen, weil Serotonin und Konsorten Ihre Kreislaufaktivität regelrecht „herunterfahren". Oder dass vor lauter Endorphin Ihr grippaler Infekt nicht durchbricht, weil Sie bis über beide Ohren verliebt und überglücklich sind.

Nun gibt es aber auch eine Vielzahl an Botenstoffen oder Hormonen, die nicht nur das Verhalten oder Empfinden steuern, sondern ganz direkt auf den Körper und seine Erscheinung wirken. So tragen Carnitin, Somatotropin und Testosteron zum Aufbau und Wachstum unserer Muskeln bei. Melanin färbt Augen, Haut und Haare, und Vasopressin regelt die Nierenfunktion und den Blutdruck. Diese Substanzen werden natürlich, genau wie Adrenalin, Endorphin und Serotonin, nur auf Anforderung ausgestoßen. Gibt es keinen Befehl zur Ausschüttung der Neurotransmitter, dann geht alles seinen physiologisch unauffälligen Gang. Ein solcher Befehl etwa zum Muskelwachstum kann entweder durch Muskelanspannung beim Training zustande kommen oder eben durch den authentischen Gedanken daran – das macht für unsere Hormonproduktion keinerlei Unterschied (siehe auch meine Bücher „Heilen ohne Medikamente" und „Anti-Aging", beide erschienen im Mankau Verlag)!

Sie steuern mit Ihren Gedanken Ihren Körper! Sehen Sie einen Krimi, bekommen Sie Herzklopfen, sehen Sie einen Erotikfilm, spüren Sie Erregung, sehen Sie einen Tierquäler- oder Kinderschänderfilm, empfinden Sie Wut, Traurigkeit oder Abscheu. Vorausgesetzt, Sie interpretieren das Gesehene nicht gegenteilig. Der Ausstoß von Hormonen aufgrund von Gedanken – das ist Endokrinologie und kann zur pathologischen Psychosomatik führen. Eingebildet ist da nichts! Der Körper reagiert ganz real auf Gedanken, er ist lediglich nicht organisch krank.

Und nun kommt's: Unsere „Dickmacher", in der Hauptsache Cortisol, Insulin und Östrogen, treten in ihrer besonderen Mischung, die zum Fettaufbau führt, natürlich auch nur auf eine spezielle Anweisung hin auf. Dieser Befehl ist ein subjektives Mangelempfinden, also die Angst davor, etwas nicht zu haben, was man aber gern hätte! Allein diese Empfindung und der damit verbundene Steuerungsbefehl an Ihr endokrines (hormonproduzierendes) System ist es, der über „schlank" und „nicht schlank" entscheidet. Verstehen Sie? Nicht das Essen macht Sie dick, sondern Hormone aufgrund Ihrer Angst-Gedanken – und wenn Sie anders denken, können Sie wieder abnehmen.

Diese Angst resultiert aus drei Gründen. Damit Sie wirklich abnehmen und dauerhaft schlank bleiben, müssen wir diese Ursachen einmal genau analysieren.

Vorsicht vor Anti-Coaches!

Machen Sie sich darauf gefasst, dass Sie wahrscheinlich keine wirklich nützliche Unterstützung in Ihrem Umfeld bekommen werden. Die Unwissenden werden weiterhin gutmeinende, aber falsche Ratschläge geben und zudem womöglich beleidigt sein, wenn Sie diese nicht befolgen. Scharen von Neidern werden es Ihnen nicht gönnen, dass Sie einfach abnehmen, ohne sich zu quälen. Hinzu kommt die Gruppe derjenigen, die Angst davor haben, mit ihrem eigenen Übergewicht allein dazustehen, wenn Sie langsam schlank werden und die nicht. In deren Augen sind Sie ein Spielverderber, Gesundheitsfreak, Moralapostel, eine Spaßbremse und ein Besserwisser. Rechnen Sie damit, dass man Sie sabotiert, beschimpft, lächerlich macht und für einen Spinner auf dem „Eso-Trip" hält, nur weil Sie einfach mithilfe Ihres Wissens über Psychologie abnehmen. Nicht selten sind es die eigenen Partner, Kinder und Freunde, die sich als „Anti-Coaches" einmischen und Ihnen von allem abraten, was Sie erfolgreich abnehmen lassen würde.

Falls Sie Verbündete brauchen sollten, es gibt sie! Sie finden Sie im Diskussionsforum des Mankau-Verlages unter: www.mankau-verlag.de/forum.

Loggen Sie sich ein, wenn Sie möchten, und tauschen Sie sich aus mit vielen Menschen, die auf dem gleichen Weg wie Sie sind, ihn schon gegangen sind oder noch vor sich haben. Zusammen sind Sie stark. Ich selbst begleite Sie persönlich ebenfalls im Forum. Ebenso gibt es die Möglichkeit einer persönlichen Kontaktaufnahme mit mir über mein Institut „Andreas Winter Coaching" (www.andreas-winter.de) in Iserlohn.

Und falls Sie ganz praktische Unterstützung oder Argumentationshilfe benötigen sollten, gibt es auf www.mankau-akademie.de ein 90-minütiges Online-Webinar „Abnehmen ist leichter als Zunehmen!" zum Downloaden (als Video).

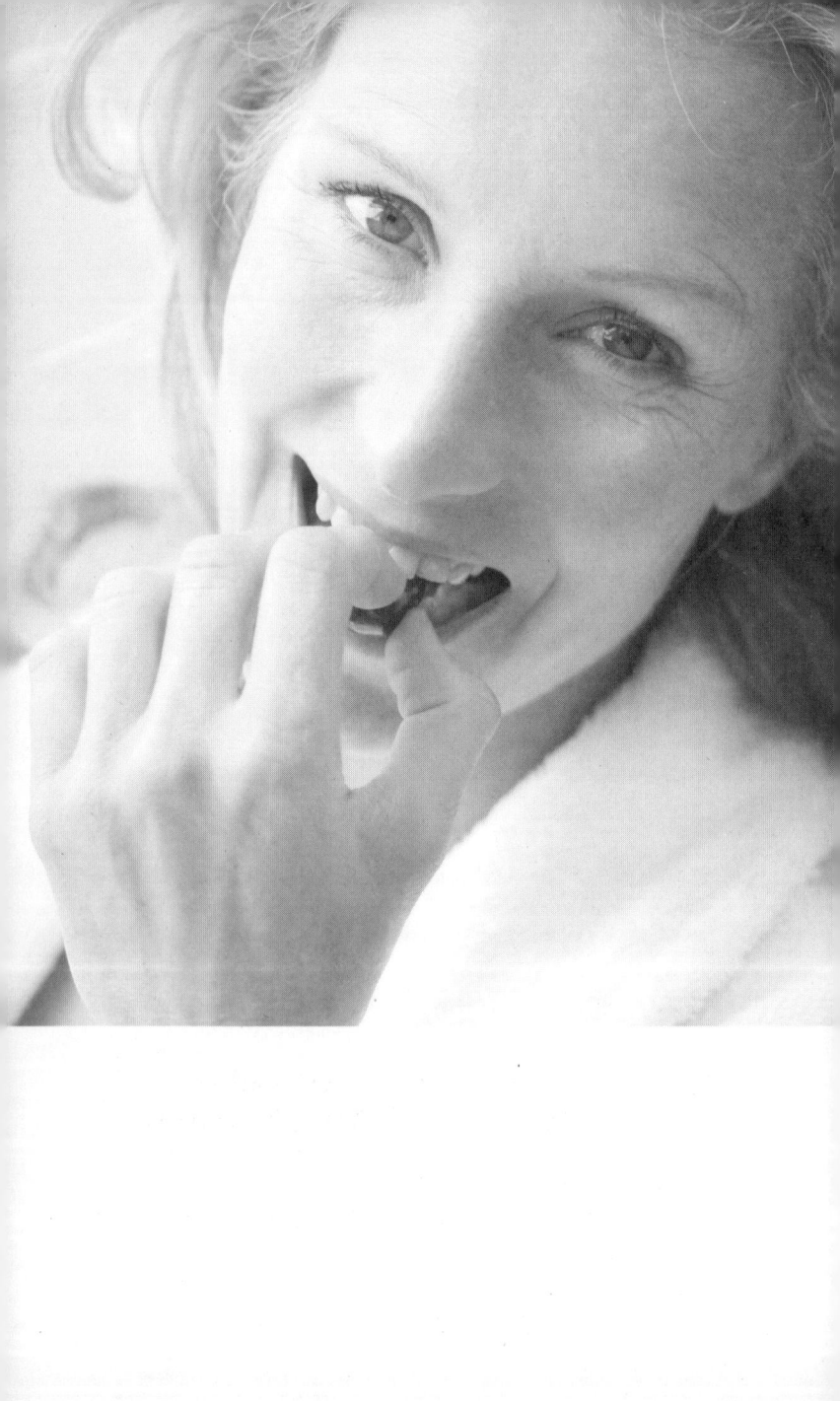

Drei Gründe
für Übergewicht

→ Der erste Grund sind die falschen Glaubenssätze.
→ Der zweite Grund ist der falsche Beweggrund zu essen.
→ Der dritte Grund liegt im Vorteil, den Sie durch das Über-
gewicht haben.

Alle diese Gründe beeinflussen Ihr Hormonsystem und wirken auf den Körper.

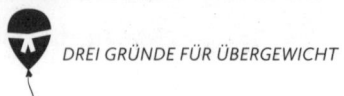

Grund Nr. 1: Falsche Glaubenssätze

Wir haben alle eine ganze Reihe von falschen Glaubenssätzen. Diese beinhalten Informationen, die wir im Laufe unseres Lebens ungeprüft übernommen haben. Interessanterweise werden manche Menschen sogar aggressiv, wenn man sie auf falsche Glaubenssätze hinweist, und verteidigen ihre bisherigen Ansichten vehement, selbst wenn sie bereits spüren, dass diese paradox oder schlichtweg falsch sind. In der Historie sind genügend Fälle bekannt, in denen falsche Glaubenssätze sogar unter Einsatz des Lebens oder Androhung des Todes verteidigt worden sind. Nicht nur Martin Luther oder Galileo Galilei hatten bekanntlich so ihre Probleme mit den dogmatischen Vorstellungen der damaligen Kirche, sondern auch berühmte Physiker wie Albert Einstein, Max Planck oder Nikola Tesla stießen auf den Widerstand ihrer Zunft, da sie das bislang gültige naturwissenschaftliche Weltbild hinterfragten und widerlegten. Auch bekamen sie aus der Gesellschaft den Gegenwind zu spüren, den die Soziologen „Systemträgheit" nennen – und ich „Trotz".

Vor einigen Jahren wollte eine Zeitungsredakteurin mit mir in einem Interview darüber debattieren, dass meine Thesen nicht stimmen könnten, weil sie zu einfach erscheinen und sie noch nie zuvor davon gehört hatte (ohne je eines meiner Bücher gelesen zu haben). Was war der Hintergrund? Sie wollte weder akzeptieren, dass unser Empfinden einen so mächtigen Einfluss auf unsere Gesundheit hat, noch, wie leicht es ist, dieses Empfinden und damit den Einfluss auf den Körper durch bloße Erkenntnis zu verändern. Denn wenn es doch so leicht ist, mit bloßer Reflexion schwerwiegende psychosomatische Symptome zum Verschwinden zu bringen, hätte sie sich womöglich schwere Vorwürfe gemacht, denn sie wäre ja folglich mitschuldig an der Pflegebedürftigkeit und letztlich am Tod ihrer Mutter gewesen, die zeitlebens Kummer gehabt hatte und stark asthmakrank gewesen war. Um diesem einen Schuldgefühl zu entgehen, wurde sie – rein vorsichtshalber – selbst zum Kläger.

Ich kann es ihr nicht verdenken, so tickt unsere auf Selbstschutz ausgerichtete Psyche nun einmal. Problematisch ist aber, dass etwa Millionen übergewichtige Menschen eine Lösung suchen und es diese Lösung gibt, sie aber aufgrund von wirtschaftlichen, ideologischen oder persönlichen Interessen unterschlagen wird.

Wundern Sie sich also nicht, falls Sie bei der nun folgenden Widerlegung der Glaubenssätze eines Übergewichtigen bei sich selbst einen gewissen Widerstand verspüren.

Typische Überzeugungen übergewichtiger Menschen sind:
→ Übergewicht ist erblich bedingt.
→ Ich bin krank oder esssüchtig.
→ Der Stoffwechsel ist der Grund fürs Übergewicht.
→ Ich esse zu viel.
→ Ich bewege mich zu wenig.
→ Ich esse zur falschen Zeit.
→ Ich esse das Falsche.
→ Abnehmen ist anstrengend.

Nun, die obigen Glaubenssätze sind tatsächlich alle falsch. Wir sehen uns jetzt einmal genau an, welche dieser „Überzeugungen" auf Sie zutrifft und wie Sie sie loswerden können.

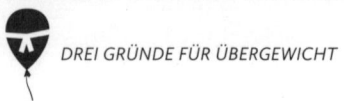

Übergewicht ist krankhaft, sucht- oder erblich bedingt

Erbanlagen bestehen aus einer Art biochemischem Code, der DNA, der bei der Zeugung an die Nachkommen weitergegeben wird. Die Information der Erbanlagen sorgt für eine bestimmte körperliche Ausprägung. Was Ihre Erbanlagen festlegen, ist von Ihnen selbst nicht zu verändern. Sie können Ihre Augenfarbe nicht bewusst variieren oder die Länge Ihrer Zähne nicht beeinflussen. Hier gibt es eine eindeutige genetische Determination. Defekte im sogenannten Obesitas-Gen, welches den Leptinaufbau und damit die Fettzellensteuerung regelt, sind extrem selten und führen dazu, dass ein zweijähriges Kind bereits 29 Kilogramm und ein Achtjähriger 86 Kilogramm wiegen kann. Wenn also Ihre Erbanlagen für Ihr Übergewicht verantwortlich wären, dann wären Sie von Geburt oder spätestens von der Pubertät an zwangsläufig übergewichtig gewesen, und es hätte keine Möglichkeit gegeben, dies zu verhindern. Wenn das tatsächlich bei Ihnen so wäre, dann könnten Sie dieses Buch an dieser Stelle bereits wieder weglegen, denn Sie hätten keine Chance, schlank zu werden.

Da Sie dieses Buch aber immer noch lesen, haben Sie längst verstanden: Es kann gar nicht an Ihren Erbanlagen liegen, dass Sie übergewichtig sind. Alle toleranten Faktoren – und dazu gehört der Fettaufbau genauso wie der Muskelaufbau – sind nicht fix determiniert, können also extrem stark schwanken. Wir alle haben Erbanlagen, aber wir müssen einen entsprechenden Lebenswandel führen, damit diese zur Ausprägung kommen – von selbst werden Sie nicht dick.

Auch sind Sie nicht krank, denn wenn Sie krank wären, dann würden Sie entweder sterben oder wieder gesund werden – eines von beiden. Eine Krankheit bringt uns um, oder

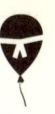

sie verschwindet wieder. Wenn Sie sich Ihren Arm brechen, dann wächst der Knochen wieder zusammen. Hierfür brauchen Sie keine Akupunktur und müssen auch kein Gebet sprechen, den Heilungsprozess gestaltet Ihr Körper von ganz allein. Ebenso, wenn Sie ein Magengeschwür bekommen – es würde von selbst wieder verheilen, vorausgesetzt, Sie leben so, dass der Körper wieder gesund werden kann. Meistens jedoch sabotieren wir unterbewusst unsere Selbstheilung. Ergo:

> *Der Körper erzeugt Krankheiten normalerweise*
> *gar nicht. Er folgt lediglich der Weise,*
> *wie Sie leben. Ja mehr noch, ein kranker Körper,*
> *der in seinen Funktionen gestört ist, kann*
> *überhaupt keine Symptome erzeugen.*
> (In meinem Buch „Heilen durch Erkenntnis"
> gehe ich sehr ausführlich auf diesen
> Sachverhalt ein.)

Einigen wir uns also darauf: Nicht Ihr Körper erzeugt das Problem, sondern Ihre Lebensweise. Doch das ist keine Krankheit! Ähnlich verhält es sich mit der vermeintlichen Esssucht oder Fettsucht. Wenn Sie esssüchtig wären, müsste irgendetwas diese Sucht verursacht haben. Doch wenn Essen Sie körperlich süchtig machen würde, wie etwa Heroin es tut, dann müssten alle Menschen, die essen, schließlich davon süchtig werden. Glauben Sie also bitte nicht einfach, was in den Medien oder Lehrbüchern steht. Psychologen oder Ärzte sprechen schnell von einer „Sucht" – immer dann, wenn sie nicht wissen, worauf sich ein Verhalten gründet und wie man damit umgehen soll. Es gibt keine körperliche Sucht beim Essen, denn wenn Essen eine körperliche Sucht erzeugte, müssten alle dicken Menschen bei längerer Essenspause auch körperliche Entzugserscheinungen verspüren! Dies ist aber längst nicht der Fall. Natürlich kann man bei massiver Unterernährung Mangelerscheinungen bekommen und sogar sterben, aber sind Übergewichtige unterernährt? Ein Appetitgefühl ist übrigens kein Entzugssymptom!

Jeder Übergewichtige hat schon zigmal die Erfahrung gemacht, dass er das Essen einfach sein lassen kann und für viele Stunden keine Entzugserscheinungen verspürt: zum Beispiel, nachdem er sich zu Bett gelegt hat. Man ist dann ja nicht sofort „ausgeknipst" oder ohnmächtig, nein, man liegt noch ein paar Minuten wach im Bett, wartet auf den Schlaf und hat trotzdem für Stunden kein Verlangen nach Nahrung.

Ich behaupte: Kein Übergewichtiger der Welt ist jemals aus dem Schlaf herausgerissen worden, weil er das Gefühl hatte, etwas essen zu müssen, um seinen Körper mit Nahrung zu versorgen. Vielleicht wurde er wach, weil er Durst hatte, zur Toilette musste, weil der Mond schien oder der Hund bellte, aber niemals, weil sein Körper Nahrung brauchte – die braucht er ohnehin recht selten, wie Sie noch erfahren werden.

Weiter behaupte ich: Ein Körper kann nur nach etwas süchtig sein, was er in physiologischer Hinsicht benötigt. Zu einer körperlichen Sucht gehört zudem das sogenannte „Craving", das Konsumverlangen durch Absinken des Suchtstoffspiegels. Wenn es also so etwas wie Fettsucht gäbe, dann müssten diese Menschen recht dünn sein und ständig vergeblich versuchen, dieses Defizit dauerhaft auszugleichen.

Nun können Sie sich an drei Fingern abzählen, dass auch Nikotin oder Alkohol körperlich nicht süchtig machen. Nikotin und Alkohol schaden zwar dem Körper, aber der Körper

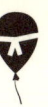

braucht keinen Alkohol, es sei denn, Sie sind eine Fruchtfliege; dann ernähren Sie sich von Alkohol, werden davon aber weder krank noch betrunken. Nikotin wird von einigen Käferarten benötigt und verzehrt, aber nicht erst, seitdem die Tabakindustrie dafür Werbung gemacht hat. Warum auch Alkoholiker rückfallfrei mal wieder „einen heben" gehen können, nachdem die psychischen Aspekte des Konsums aufgelöst sind, beschreibe ich mit vielen Fallbeispielen in meinem Buch „Der Geist aus der Flasche". Und wie man sich nach der Lektüre weniger Buchseiten vom Kettenrauchen befreit und dann sogar trotzdem einmal eine Zigarette mitrauchen kann, lesen Sie in „Nikotinsucht – die große Lüge". Beides ist übrigens hundertfach in der Praxis bewiesen worden.

Bei einer psychischen „Sucht" verhält es sich ganz anders als bei einer körperlichen: Hier ist es so ähnlich wie mit einem Computervirus, einem schädlichen Programm, das sogar Ihren Computer zerstören kann. Stellen Sie sich vor, Sie hätten ein solches Virus auf dem Rechner, und infolgedessen flimmerte und flackerte Ihr Monitorbild ständig. Nun könnten Sie mit Maßnahmen, welche die Hardware, die Bauteile des Computers, betreffen, rein gar nichts ausrichten. Sie bräuchten weder den Monitor noch das Netzteil noch das Gehäuse oder die Speicherbausteine zu verändern – das Ergebnis bliebe immer das Gleiche. Sogar „Abstinenz", also das Gerät ausgeschaltet zu lassen, brächte keine Veränderung, denn wenn Sie den Computer eines Tages erneut einschalteten, würde das Virus erneut aufgerufen und mit seinen Störungen loslegen. Das allein erklärt den oben schon erwähnten Jo-Jo-Effekt.

Nähmen Sie aber nun Ihre Tastatur und gäben Sie dem Virus einmal ein paar zusätzliche Informationen – und zwar ganz bestimmte –, um den Programmverlauf zu verändern, dann würde sich plötzlich alles ändern. In dem Moment, in dem Sie diese Eingabe tätigten, würden Sie das Virus unschädlich machen, und der Computer sollte wieder einwandfrei funktionieren.

Falsche Glaubenssätze sind solche „Computerviren" für uns Menschen. Sie sind im Laufe unseres Lebens „einprogrammiert" worden, können aber zum Glück mit neuen Informationen wieder „gelöscht" werden, wie Sie ja seit einigen Buchseiten bereits erfahren haben.

Daher möchte ich so weit gehen und deutlich sagen:

> *Die Psyche kann nicht süchtig werden, denn*
> *wenn ein Mensch durch bloße Erkenntnis*
> *innerhalb von Sekunden Symptomfreiheit erlangt*
> *oder die Symptomursache auflöst, kann hier weder*
> *eine Krankheit noch eine Sucht vorliegen.*

Wenn Sie also nicht kuchen-, gummibärchen-, schoko- oder pizzasüchtig sind, muss es etwas anderes geben, was Sie dazu bringt, zuzunehmen.

Mein Stoffwechsel ist nicht normal

Einige Menschen glauben wirklich, ihr Stoffwechsel sei schuld an ihrem Übergewicht. Nein, ist er nicht! Der Stoffwechsel funktioniert bei jedem Menschen nach denselben chemischen Gesetzen. Er unterliegt biochemischen Prozessen – und das ist auf der ganzen Welt unter ähnlichen Bedingungen auch ähnlich. Nehmen wir beispielhaft das organische Element Kohlenstoff. Dieses Atom hat bis zu sechs Bindungsarme und kann sich damit etwa an Sauerstoff, an Wasserstoff,

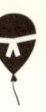

an Kohlenstoff oder an andere Stoffe binden. *Woran* sich Kohlenstoff nun bindet, das entscheidet nicht der Kohlenstoff selbst. Es sind bestimmte zusätzliche Impulse, ausgelöst durch Neurotransmitter, die den Stoffwechsel im Körper beeinflussen, nämlich unser Empfinden. Wie massiv wir mit unserem Empfinden in den Stoffwechsel und damit in den Neurotransmitter-Haushalt eingreifen können, weiß jeder Mensch. Vielleicht haben Sie den Satz „Ich mache mir vor Angst in die Hose" schon einmal gehört? Oder vielleicht hatten Sie schon einmal einen Schweißausbruch bei einem Albtraum? Der Stoffwechsel folgt den Impulsen unseres Gehirns. Es liegt also nicht an Ihrem Stoffwechsel, dass Sie übergewichtig sind, sondern daran, wie Sie ihn ansteuern – und das hängt mit Ihrem Empfinden und in diesem Fall speziell mit Angst zusammen, wie wir ja anfangs schon geklärt haben.

Natürlich gibt es auch ganz eindeutige Krankheiten und Störungen, wie etwa Schilddrüsenerkrankungen, die den Stoffwechsel beeinflussen – ebenso wie auch Hormonpräparate und cortisonhaltige Medikamente sich ganz direkt in den Hormonhaushalt einmischen und damit zu Übergewicht führen können. Doch damit wäre ja die ursprüngliche Quelle des Übergewichtes isoliert – mit dem Stoffwechsel an sich wäre ohne diese Störung also alles in Ordnung.

Wie sehr die Produktion von Neurotransmittern, Enzymen, Hormonen von unserem Empfinden abhängt und uns damit auch dick machen kann, beschreibt Udo Pollmer, wissenschaftlicher Leiter des Europäischen Institutes für Lebensmittel- und Ernährungsfragen und Deutschlands renommiertester Ernährungsexperte. In seinem Buch „Esst endlich normal. Wie die Schlankheitsdiktatur die Dünnen dick und die Dicken krank macht" (Piper Verlag, München 2005) verweist er auf zwei amerikanische Studien, die übereinstimmend untersucht haben, dass Menschen beim Fernsehen eher dick werden als beim Lesen von Büchern oder beim Hören von Musik. Pollmer schreibt: „Wenn für den Fernseheffekt weder Kalorien noch Bewegung ausschlaggebend sind, was in aller Welt ist es dann? Geht von der Flimmerkiste etwa eine geheimnisvolle Strahlung aus, die die Fettzellen schwellen lässt? Die Antwort ist möglicherweise viel simpler, denn es gibt einen wenig beachteten Effekt des Fernsehkonsums auf den Stoffwechsel: Er sorgt für eine Erhöhung des Cortisolspiegels. Schließlich soll das Programm den Zuschauer emotional berühren, es soll ihn derart fesseln, dass er nicht anfängt, durch die Kanäle zu zappen. Doch das bleibt nicht ohne Folgen für das hormonelle Gleichgewicht. Während Gewaltdarstellungen und Actionfilme das Cortisol auf jeden Fall nach oben treiben, hatten heitere Sendungen zumindest bei einem Teil der Studenten einen gegenteiligen Effekt."

Ich sag's ja: Angst macht dick. Nun wissen Sie, was sich da auf körperlicher Ebene abspielt.

Im Alter wird man dick

Natürlich kann sich der Körper mit zunehmendem Alter sehr verändern, doch es ist epochen- und kulturabhängig, was Alter eigentlich genau ist und was Altern beim Menschen bewirkt. Noch vor dreihundert Jahren lag die Lebenserwartung in unseren Breiten bei etwa einem Drittel von heute. Damals hätte man mich mit meinen gut fünfzig Jahren nicht mehr allein über die Straße gehen lassen. Ich hätte als alt gegolten und deswegen morgens meinem Nachbarn wohl mit dem berühmten Gladiatorenzitat „Morituri te salutant" („Die Todgeweihten grüßen dich") über den Zaun zuwinken müssen.

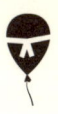

Doch hätte ich dann auch zwangsläufig zugenommen, nur weil ich mit einundfünfzig für alt gehalten worden wäre? Nun höre ich Sie sagen: „Nein, mit fünfzig ist man nicht alt, wohl aber mit achtzig." Einverstanden. Dann schauen wir uns doch einmal die Achtzigjährigen an: Sowohl Schweden als auch Japan und Andorra gehören zu den Staaten, in denen die durchschnittliche Lebenserwartung mit über achtzig Jahren am höchsten und damit locker zehn Jahre höher ist als in den „dicksten Staaten" der Erde (USA und Deutschland). Sind Japaner alle fett, wenn sie sterben? Sind die Schweden dafür bekannt, zwar alt, aber besonders übergewichtig zu sein? Nein, sicher nicht.

Der schottische Schauspieler Sean Connery, Jahrgang 1930, gilt als einer der Männer, die mit zunehmendem Alter als immer attraktiver angesehen werden. Mit 69 Jahren (1999) wurde Connery vom amerikanischen Magazin „People" zum „erotischsten Mann des Jahrhunderts" gewählt. Rechnen Sie einmal aus, wie alt er jetzt ist – sieht er dementsprechend aus? Connery, übrigens ein Freund guten Essens, sagte einmal: „Mehr als alles andere wünsche ich mir, ein alter Mann mit einem guten Gesicht zu werden – wie Hitchcock oder Picasso." Nun, urteilen Sie selbst: Alter macht weder hässlich noch fett, sondern attraktiv, wenn man sich dabei, wie Sean Connery, wohlfühlt!

Ich esse zu viel

Ich weiß, was Sie jetzt denken: „Wie will er mir denn beweisen, dass das nicht stimmt?"

Ich gebe mein Bestes. Übergewicht hat nicht viel mit übermäßigem Essen zu tun! Das ist sogar ganz einfach zu beweisen: Unser biologischer Körper hat sich in den letzten 10.000

Jahren von seinem Bauplan her nicht weiterentwickelt. Unsere Überaugen-Wulsthöhe, unsere Eckzahnlänge und unser Gehirnvolumen haben sich nicht verändert. Wir werden zwar immer größer und immer intelligenter, das liegt aber nicht an unseren Erbanlagen, sondern allein daran, dass wir sie besser nutzen. Wir leben nicht mehr in permanenter Kriegsgefahr, daher werden wir größer. Wir ernähren uns regelmäßiger, dadurch sind wir gleichmäßiger versorgt und werden abwehrstärker. Wir müssen uns nicht mehr mit Zittern vor Kälte schützen, sondern haben Zentralheizungen und Pullover. Durch all diese Optimierungen erreichen wir ein höheres Lebensalter.

Jeder Kaninchenzüchter kennt diesen Optimierungseffekt. Setzen Sie einmal zwei Wildkaninchen zusammen in einen Käfig. Nach zwei bis drei Generationen sind die Nachkommen um einiges größer als die Großeltern. Nicht etwa, weil sich die Erbanlagen verändert hätten, sondern weil die Anlagen besser zur Ausprägung kommen.

Der Bauplan unseres biologischen Körpers weiß also gar nicht, dass wir Kühlschränke, Speisekammern und Supermärkte haben. Unser biologischer Körper ist nach wie vor darauf ausgerichtet, dass wir so ungefähr alle drei bis vier Tage etwas zu essen bekommen.

Alle drei bis vier Tage – mehr gab es in der freien Natur für ein so komplexes Säugetier, wie wir es sind, nicht. Bei jahreszeitlichen Änderungen wurde es mit Sicherheit zwischenzeitlich obendrein sehr schwierig, sich auch nur jede Woche satt zu essen.

Jedoch war das für unseren Körper nie ein ernstes Problem. Sie können bei guter Ernährungsausgangslage mühelos eine ganze Woche lang nichts essen. Heilfasten nennt man das. Allerdings sollte man sich innerlich darauf einstellen, sonst

gibt's Probleme. Und versuchen Sie bitte nicht, ohne Anpassung zwei Tage lang keinerlei Flüssigkeit zu sich zu nehmen, denn dann würden Sie merken, was Sie am meisten brauchen – nämlich Wasser und nicht feste Nahrung. Letztere ist zwar ganz angenehm und auch erlaubt, doch als Erwachsener brauchen wir nur eine recht geringe Menge an fester Nahrung, sozusagen eine Erhaltungsdosis von Mineralien, Vitaminen, Elektrolyten, Energie und Eiweiß.

Wasser ist unser Hauptnahrungsmittel. Ganz normales klares Wasser, daraus besteht unser Magen, unser Gehirn und auch unser Fett zu einem großen Teil.

Körperfett setzt sich aus Fettsäuren zusammen, also aus Verbindungen, deren Hauptbestandteil die chemischen Elemente C, O und H sind. Das sind die Atome Kohlenstoff, Sauerstoff und Wasserstoff. Zwei Drittel von unserem Fett sind also Kohlenstoff, ein Teil Wasserstoff und der Rest Sauerstoff, und damit ist Fett nicht nur unser Energieträger, sondern enthält die Bestandteile von Wasser. Deshalb lagern wir es bei einem Mangelempfinden auch ein.

Rein rechnerisch äße ein Mensch also jeden Tag das Dreifache dessen, was der Körper eigentlich braucht. Ein Mensch, der zwei Mahlzeiten täglich zu sich nimmt, äße jedoch rein rechnerisch gesehen etwa das Fünf- bis Sechsfache von dem, was der Körper benötigt. Und ein Mensch, der nicht jeden Tag dreißig Kilometer lang zu Fuß geht, sich mit Zittern vor Kälte schützt und Bäume hinauf- und wieder herunterklettert, isst so ungefähr das Dreißig- bis Vierzigfache von dem, was sein Körper zum gesunden Leben braucht. Seit Hunderten von Jahren nehmen wir alle ein Vielfaches von dem zu uns, was für unseren Körper physiologisch notwendig ist. Das ist jedoch an sich kein Problem, denn was der Körper braucht, das nimmt er sich und verstoffwechselt es, und was zu viel ist, befördert er unausgewertet wieder heraus. Wenn Sie zu viel Kalzium zu sich nehmen, dann bekommen Sie ja auch keine Stoßzähne. Was der Körper nicht braucht, scheidet er wieder aus, es sei denn, Sie hindern ihn daran. Und das tun Sie! Wenn übermäßige Nahrungsaufnahme dick machen würde, würden wir alle jeden Tag dicker werden und mit 25 Jahren etwa 500 Kilogramm wiegen – wir wären also schon längst ausgestorben.

Es heißt immer, wir benötigten eine bestimmte Menge an Kalorien und würden Fett aufbauen, wenn wir diese Menge in der Zufuhr überschreiten würden. Mal ganz ehrlich: Kalorien sind eine Maßeinheit für Energie, und aus bloßer Energie machen wir Fett? Für mich klingt das wie ein chemisches Wunder. Dann müssten wir nach der Sauna oder dem Sonnenbaden ja auch Fett aufbauen, denn durch die äußere Wärmezufuhr sparen wir Unmengen von Energie ein. Es ist aber gerade so, dass die Ureinwohner der kältesten Regionen der Erde, etwa die Inuit oder auch die Mongolen, einen deutlich höheren Körperfettanteil als gesunde Mitteleuropäer haben. So sind etwa deren Augenlider mit einer zusätzlichen Fettschicht versehen, wohl deshalb, damit die mit Wasser gefüllten Augäpfel bei minus vierzig Grad nicht einfrieren.

Ich möchte Ihnen, nur um Sie etwas nachdenklich zu machen, eine Meldung vom November 2003 wiedergeben, die ich in zahlreichen Internet-Publikationen, darunter auch unter www.spiegel-online.de, gefunden habe:

Der 87-jährige Inder Prahlad Jani behauptete, er habe seit 75 Jahren weder getrunken noch gegessen – und er scheide auch nichts aus. Mediziner, die Prahlad Jani untersuchten, hatten keine Erklärung: „Er hat seit zehn Tagen weder Nahrung noch Flüssigkeit zu sich genommen und weder Urin

noch Stuhl ausgeschieden", sagte einer der Ärzte des Krankenhauses in der Stadt Ahmedabad. Dass es sich um einen Betrug handele, wird zwar manchmal spekuliert, sei aber wenig wahrscheinlich. Während des Krankenhausaufenthaltes sei Jani per Videokamera überwacht worden.

Jani, der normalerweise in einer Höhle im westindischen Bundesstaat Gujarat gelebt habe, führte seine Fähigkeit auf eine Gabe der Göttin Amba Mata zurück, berichtete das Blatt weiter. Er behauptete, eine seit seinem achten Lebensjahr aus einem Loch im Gaumen strömende Flüssigkeit ersetze Nahrungs- und Flüssigkeitsaufnahme. Die Ärzte hätten den Austritt von Flüssigkeit aus einem Gaumenloch bestätigt, diese aber nicht analysieren können, hieß es.

Der australische Ernährungswissenschaftler Professor Peter Clifton schätzt, bei einem „heruntergefahrenen" Stoffwechsel könnte ein Mensch 100 bis 120 Tage ohne Nahrung und 24 Tage ohne Wasser auskommen. Immerhin! Ich habe zwar weder eine Ahnung, ob dieser Mensch womöglich einen Trick kennt, um Fotosynthese zu betreiben, also wie Ihre Zimmerpflanzen aus Sonnenlicht Kohlenstoff zu machen, noch empfehle ich Ihnen, diese Askese nachzuahmen. Aber ich möchte Sie hiermit vor die Wahl stellen, entweder zu prüfen, was Sie glauben, oder Gegenbeweise zu bringen. Sagen Sie nun: „Quatsch! Das geht doch gar nicht, was Jani behauptet", dann müssten Sie ihm dies auch beweisen. Was Sie jedenfalls nicht beweisen können, ist, dass übermäßiges Essen dick macht und dass man allein durch weniger Nahrung zwangsläufig auch Mangelerscheinungen bekommt, denn selbst wenn der Inder die 400 Ärzte getäuscht haben sollte, wie die Indian Rationalist Association (IRA) behauptet (aber nicht beweisen kann), so hat dieser schlanke Mensch offenbar zumindest eine

Woche lang nichts zu sich genommen, ohne dass ihm dies etwas ausgemacht hätte. Viele deutschsprachige Autoren berichten von ihren Erfahrungen ohne Nahrung und vermitteln diesen Prozess auch in ihren Seminaren. Ich persönlich habe zwei durchaus ernst zu nehmende Menschen kennengelernt, die selbst einige Monate photoautotrop, also ohne Essen und Trinken lebten. Der Münchner Heilpraktiker Dirk Ohlsen erzählte mir, er hätte nach neun Monaten Nahrungslosigkeit aus sozialen Gründen wieder zu essen angefangen: Es wurde ihm zu anstrengend, bei Restaurantbesuchen seinen Bekannten immer wieder zu erklären, dass es ihm nichts ausmache, wenn sie essen würden, er aber ohne Mahlzeit nur dabeisäße.

Wir denken immer, wir müssten jeden Tag etwas essen – das stimmt einfach nicht!

Nun könnten Sie argumentieren, dass ja schließlich hin und wieder Ihr Magen knurrt und Ihnen damit zeigt, dass es Zeit wird, etwas zu essen. Untersuchen wir dies kurz: Was ist denn Magenknurren überhaupt? Zunächst ist es nichts weiter als ein Geräusch. Es wird dadurch hervorgerufen, dass sich der Magen weitgehend geleert hat, aber der Darm weiterhin in Bewegung ist und Luft weitertransportiert. Das ist hörbar und klingt so ähnlich, wie wenn Sie bei einem gefüllten Waschbecken den Stöpsel ziehen und beim Leerlaufen durch Luft-Wasser-Verwirbelungen ein Geräusch entsteht. Dieses Geräusch ist nur ein Zeichen dafür, dass der Magen leer ist, nicht, dass Sie Hunger haben. (Echten Hunger haben Sie ohnehin nicht, wenn Sie übergewichtig sind, höchstens eine kurzzeitige Hypoglykämie. Wenn der Magen knurrt, haben Sie ein Hungergefühl – doch für ein Gefühl brauchen Sie keine Materie, sondern Informationen.)

Wenn er knurrt, ist der Magen mit seiner Arbeit fertig. Doch was würden Sie wohl sagen, wenn Sie mit Ihrer tägli-

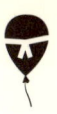

chen Arbeit fertig sind und Ihr Chef Sie sofort mit neuen Aufgaben überfrachtet? Genauso behandeln Sie Ihren Magen! Der Magen besteht zum Großteil aus Wasser – und das ist das, was Sie ihm getrost geben können, wenn er knurrt. Wenn Sie genug trinken, bekommen Sie hierdurch ein subjektives Sättigungsgefühl und der Magen kann trotzdem weiterhin Pause machen. Überdies werden Sie nach kurzer Zeit sehr stolz und glücklich sein, weil Sie anstelle von Nahrungsaufnahme einfach Wasser trinken.

In meinem privaten Umfeld gibt es eine 87-jährige Dame, die im Alter spontan aufgehört hat, zu Mittag zu essen. Sie bekam plötzlich die Erkenntnis, dass das Mittagessen nicht, so wie sie es ein Leben lang, ohne weiter darüber nachzudenken, geglaubt hatte, unerlässlich wäre. Sie fühlt sich nun viel wohler und ist interessanterweise trotz des „Absetzens" der Pflichtmahlzeit topfit. Ich selbst bin eher ein „Abendesser", esse also oftmals den ganzen Tag über nichts oder versorge mich mit einer „Erhaltungsdosis" Kohlenstoff in Form von Lakritz, Marzipan, Schokolade, Gebäck oder anderen Süßigkeiten. Sport treibe ich übrigens keinen. Auch trinke ich viel guten Kaffee und qualitativ hochwertigen Rotwein und zudem viel Bergkristallwasser. Allerdings belohne oder tröste ich mich mit meinen Speisen und Getränken nicht, sondern *ernähre* mich davon – das macht den gesunden Unterschied!

Unser ganzes Leben hören wir, „zu viel Essen macht dick". Somit dürfte dieser Glaubenssatz für die meisten Menschen zu den hartnäckigsten gehören. Um Ihnen zu zeigen, dass wir unser Leben lang schon zu viel essen, ohne dick zu werden, möchte ich Ihnen noch einen Abschnitt aus dem Buch „Wir fressen uns zu Tode. Das revolutionäre Konzept einer russischen Ärztin für ein langes Leben bei optimaler Gesundheit"

(Goldmann, München 2002) von Galina Schatalova vorstellen. Dr. Schatalova leitet die medizinische Auswahlkommission für die russischen Kosmonauten und vertritt die These, dass wir bei artgerechter Ernährung ein Lebensalter von 150 Jahren erreichen könnten. Zwischen 1983 und 1990 unternahm sie zum Beweis ihrer Auffassung, dass wir viel zu viel Nahrung zu uns nehmen, Gewaltmärsche durch russische Wüstenregionen unter extrem reduzierter Wasser- und Nährstoffzufuhr. Die Teilnehmer dieser Märsche waren teilweise ehemalige chronisch Kranke mit Bluthochdruck, Herzinsuffizienz, Zwölffingerdarmgeschwür oder Krebs und teilweise durchtrainierte Hochleistungssportler, Wissenschaftler und Journalisten. Während die Sportler sich hochkalorisch ernährten und täglich zehn Liter Wasser tranken, kamen die Patienten von Frau Schatalova mit maximal einem Liter Wasser und 600 Kalorien aus. Bei einem 406-Kilometer-Marsch durch das wasserarme Kopet-Dagh-Gebirge in Süd-Turkmenistan fiel nach „nur" 134 Kilometern auch der letzte der Sportler wegen Erschöpfung aus – derweil die Patientengruppe fröhlich und gut gelaunt noch weitere 272 Kilometer bei 50 Grad Celsius wanderte und das Ziel erreichte.

Ich esse zur falschen Zeit

Auch das Thema „Zeit" ist schnell abgehandelt. Was wäre denn für uns Menschen die falsche Zeit? Wir sind alle als Neugeborene mit Babyspeck zur Welt gekommen. Haben wir im Mutterleib zur falschen Zeit die Nährstoffe aus dem mütterlichen Blut gezogen? Nein, das glaube ich nicht! Und Sie zum Glück jetzt auch nicht mehr. Und wenn Sie jetzt denken: „Ja, aber abends essen, macht dick, weil man sich nachts weniger bewegt als tagsüber", dann erinnern Sie sich bitte wie-

der daran, dass wir alle uns ohnehin nur einen Bruchteil von dem bewegen, was der biologische Körper eingeplant hat. Sind alle Menschen, die sich wenig bewegen oder abends essen, übergewichtig? Nein! Es gibt keine falsche Zeit zum Essen, das beweist Ihnen auch jeder Polarforscher, der während der halbjährigen Winterdunkelheit seinen täglichen Wach-Schlaf-Rhythmus nicht mehr von der Uhrzeit abhängig macht. Dieser müsste hierdurch zwangsläufig zunehmen. Gemäß Traditioneller Chinesischer Medizin (TCM) haben die Organe ihre Hoch- und Tiefphasen; daher soll man am Abend nichts Schwerverdauliches zu sich nehmen, da der Magen und das Verdauungssystem dann in eine Ruhephase eintreten und das Essen praktisch unverdaut im Magen vor sich hingärt. Dies ist sicherlich weder gesund noch körperlich vorteilhaft, sorgt aber jedenfalls nicht zwangsläufig für Fettaufbau. Natürlich spaltet Ihr Körper auch dann, wenn Sie eine Zeit lang plötzlich weniger Energie verbrauchen (weil Sie etwa durch eine Sportverletzung nun nicht mehr trainieren können), die Nährstoffe weiterhin derart auf, dass sehr viel Kohlenstoff frei wird. Doch nach einiger Zeit ist Ihr Stoffwechsel wieder umgestellt, und Sie werden wieder zu einem „Nährstoffverschwender". Waren Sie vielleicht bis vor Kurzem noch schlank und dabei sportlich aktiv, haben dann die Aktivität plötzlich eingestellt und dadurch zugenommen? Wenn ja: einfach abwarten! Das reicht, um wieder schlank zu werden, vorausgesetzt, Sie steuern nicht mit falschen Glaubenssätzen oder einem der anderen Gründe dagegen.

Gehen Sie mit mir weiter?

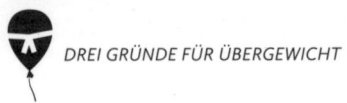

Das falsche Essen macht dick

Jetzt wird es vom Ansatz her ganz einfach und daher für Sie wahrscheinlich am schwierigsten: Wie Sie wissen, kann ein Mensch durch eine Diät abnehmen. Eine Diät steuert das Abnehmen aber durch Nahrungs-*Zufuhr*. Auf dem Diätplan steht nicht, dass Sie nur noch alle fünf Tage essen sollen, sondern da steht, dass Sie jeden Tag etwas Bestimmtes essen sollen. Morgens Bananen-Schinken-Toast, mittags Bandnudeln mit Gemüsestreifen und abends Birnen-Carpaccio mit Käse und Nüssen, zwischendurch Orangen-Crêpes – das sind authentische Mahlzeitenvorschläge der Weight Watchers® – und Sie nehmen davon ab. Wie geht das? Denkt nicht jeder, essen mache dick? Das ist doch so ähnlich, als wollten Sie einen Alkoholiker mit Alkohol therapieren: morgens ein Bierchen, nachmittags Schnaps und abends noch ein Glas Wein. Und nach drei Wochen ist er trocken. Interessanterweise funktioniert aber eine Diät genau auf diese Weise. Und nun das Argument: „Ja, bei einer Diät esse ich aber nichts Falsches mehr." Ach ja? Was ist denn das sogenannte Falsche? Vielleicht haben Sie sich schon einmal gefragt, wie es sein kann, dass völlig verschieden geartete Diäten allesamt einen ähnlichen Effekt haben.

Da gibt es z. B. die Dr.-Atkins-Diät, die im Groben besagt: „Iss ruhig Fett, das ist nicht schlimm. Iss aber keine Kohlenhydrate." Auf dem Speiseplan stehen Dinge wie Steaks, Käse, Butter oder Hamburger (natürlich ohne Brot). Nun, wenn Sie das befolgen, nehmen Sie ab. Hören Sie damit auf, nehmen Sie wieder zu. Abgesehen davon können Sie von dieser Art der Ernährung eine Niereninsuffizienz, Leberschäden, Akne und Verstopfung bekommen, wenn Sie nicht angstfrei essen. Das renommierte Fachmagazin „New England Journal of

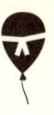

Medicine" (NEJM, 5/2003) veröffentlichte zwei Studien zu diesem Thema – mit überraschendem Ergebnis: Speck und Hamburger führten nicht nur zu einer Gewichtsreduktion, sondern es rollten auch mehr Pfunde als bei einer fettarmen Diät. Damit ist bewiesen, dass Menschen mit hoher Fettzufuhr durchaus abnehmen können.

Auf der anderen Seite haben wir die Glyx-Diätanweisung, die da lautet: „Iss ruhig Kohlenhydrate, das ist nicht schlimm. Aber iss keine Fette!" Brot, Nudeln, Kartoffeln, immer rein damit! Nun, wenn Sie das befolgen, nehmen Sie ebenfalls ab. Hören Sie damit auf, nehmen Sie wieder zu. Gegner dieser beiden Diäten argumentieren, dass diese lediglich nach dem Trennkost-Prinzip funktionierten. Die Nährstoffe könnten getrennt besser verstoffwechselt werden. Ist wissenschaftlich nicht haltbar, aber meinetwegen. Dann bedeutet das also, dass mein Kind nie dick wird, wenn ich ihm immer nur Schokolade gebe?

Es gibt die Mayo-Diät, die Herbalife-, die Dr.-Strunz-, die Vollmond-, die Augenfarben-, auch die Brigitte-, die Weight-Watchers®- und die sonst wie und was geartete Diät – und alle sagen Ihnen etwas anderes. Darunter sind echte Schlemmer-Diäten, mit denen Sie glatt ein Feinschmecker-Restaurant betreiben könnten. Doch wenn Sie die Diätanweisung befolgen, nehmen Sie ab. Hören Sie damit auf, nehmen Sie wieder zu. Infolgedessen entstand ein ganzer Industriezweig, der sich ständig mit der Frage beschäftigt, wie ein Mensch am besten abnehmen kann. Dabei ist doch *Schlankwerden* das geringste Problem – *Schlankbleiben* war bis dato das ungelöste Rätsel.

Ich habe hier ein Fallbeispiel, das sehr eindrücklich zeigt, wie die Diätindustrie Menschen in Abhängigkeiten hält, an-

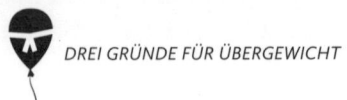

stelle sie durch Informationen aufzuklären und damit aus ihren Mustern zu befreien:

Obrigkeitshörigkeit macht vorübergehend schlank

Sonja und Harald waren ein „ganz normales Pärchen": Seit fünf Jahren verheiratet, keine Kinder, Streit an jedem Wochenende und beide stark übergewichtig. Sonja arbeitete in einem Kindergarten, und Harald ärgerte sich im Job als Hilfsarbeiter herum. Die Unzufriedenheit war nicht das Einzige, was die beiden gemeinsam hatten. Sie teilten noch ein ganz anderes Interessengebiet: das Abnehmen. Es gab keine Diät, die die beiden nicht schon durchgemacht hätten, keine „Abnehm-Gruppe", der sie nicht schon angehört hatten. Interessant dabei war, dass die beiden am Anfang der neuen Mitgliedschaft immer am meisten abnahmen und nach drei bis vier Monaten wieder zunahmen. Zu Beginn einer jeden Diätphase purzelten die Kilos. „Merkwürdig", dachte ich, als das verzweifelte Paar mir seine Leidensgeschichte schilderte. Da die beiden das teuflische Jo-Jo-Spiel endgültig beenden wollten, musste ich herausfinden, warum sie zu- und abnahmen. Beide waren recht einfache und „normale", unauffällige Menschen – höflich, gesetzestreu, sparsam, mittelmäßig gebildet, aber Experten in Sachen Ernährung. Das brachte mich auf eine Idee: Was wäre, wenn beide in Bezug auf Ernährung viel zu streng erzogen worden waren? Wenn sie keinerlei Selbstvertrauen in ihr eigenes Ernährungsgefühl mehr hatten, sondern von Kindesbeinen an Angst davor hatten, das Falsche zu essen? Und genauso war es auch: Haralds Mutter hatte während der Schwangerschaft irgendeine Unverträglichkeit oder Allergie entwickelt und wurde ärztlicherseits auf eine strenge Diät gesetzt. Es hieß, wenn sie sich nicht daran hielte, würde

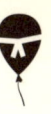

ihr ungeborenes Kind im Mutterleib schwere Schäden davontragen oder gar sterben können. Der Junge kam gesund, aber mit leichtem Untergewicht zur Welt, sodass die verzweifelte Mutter auch in der Folgezeit ängstlich darauf achtete, dass ihr Sohn immer gesund ernährt wurde. Klar, dass Harald zum Kontrollfreak wurde. Dahin gehend konditioniert, bedeutete dies für Harald: Das subjektive Empfinden, eine Speise sei ungesund, erzeugte Angst. Solange Harald dachte, eine Speise sei erlaubt, hatte er keine Angst. Ohne Angst keine Stresshormone, ohne Stresshormone kein Fettaufbau. Dadurch, dass er sich selbst ohne Unterlass die verschiedensten ernährungsmedizinischen Märchen servierte, glaubte er den Abnehm-Trainern und Ernährungsberatern nach ein paar Monaten nicht mehr – und nahm wieder zu.

Und seine Frau Sonja? Sie hatte eine extreme Vater-Bindung. Sonjas Vater war autoritär und weise zugleich. Auf ihn konnte sie sich als Mädchen verlassen – und musste es auch. Hierdurch auf Hörigkeit gepolt, glaubte Sonja ihrem Mann Harald (als unterbewusstem Vater-Vertreter) mehr als allen anderen: Nahm er ab, nahm sie auch ab. Nahm er zu, weil er den Ernährungsregeln nicht mehr vertraute, nahm sie auch zu.

Es war ein komplizierter Prozess, das Selbstvertrauen der beiden „Entmündigten" wiederherzustellen – und ich bin mir leider nicht sicher, ob mir dies vollständig gelungen ist, denn ich merkte schon beim zweiten Termin, dass die beiden eigentlich gehofft hatten, ich würde ihnen nun ebenfalls Woche für Woche sagen, was sie zu essen hätten. Übergewichtige brauchen Sicherheit. Doch Sicherheit kann ein Mensch sich letztlich nur selbst geben. Wenn Sie sich, wie das Paar in unserem Beispiel, davon abhängig machen, was andere sagen, laufen Sie immer Gefahr, einen Jo-Jo-Effekt zu erleben. Prüfen

Sie lieber selbst, ob bestimmte Speisen Ihnen tatsächlich schaden können. Freiheit macht schlank, aber Freiheit kann man einem Menschen nicht befehlen.

Sie sehen also: Der gemeinsame Nenner bei den Diäten ist, dass Sie dabei immer etwas essen, von dem Sie „überzeugt sind, es wäre richtig". Auf dem Diätplan steht schwarz auf weiß: „Iss das ruhig, das ist nicht schlimm." Und immer, wenn Sie das tun, nehmen Sie ab. Und immer, wenn Sie sich nicht an den Plan halten und etwas essen, von dem Sie denken, es wäre falsch, dann nehmen Sie wieder zu. Wenn Sie denken, das Falsche zu essen und davon dick zu werden, dann *werden* Sie hierdurch auch zunehmen. Und wenn Sie glauben, dass das, was Sie essen, gut für Ihren Körper, gut für die Gewichtsreduktion ist, dann ist es auch gut für Ihren Körper. Welches Nahrungsmittel Sie da zu sich nehmen, ist völlig egal. Nicht, dass wir aneinander vorbeireden: Ich rede hier nicht vom gesundheitlichen Aspekt der Nahrung, sondern nur vom Fettaufbau. Krank werden können Sie selbstverständlich auch, wenn Sie Dinge essen, die den Körper stark belasten oder von denen Sie *annehmen,* sie könnten schaden.

Ein trauriges, prominentes Beispiel für die Schädlichkeit von falschen Glaubenssätzen ist der amerikanische Regisseur Morgan Spurlock, Macher des Kinofilms „Super Size Me". In diesem Film dokumentiert Spurlock einen Selbstversuch, in dem er sich 30 Tage lang nur von McDonald's-Essen ernähren wollte. Ziel war, für die Dauer des Experimentes jedes Gericht mindestens einmal zu bestellen und alles aufzuessen. Und wenn er an der Kasse gefragt werden würde: „Do you want to supersize your order?", so wollte er die Riesenportion bestellen und essen. Also: zusätzlich zum Burger über ein Pfund Pommes frites und ein Zweilitergetränk.

Der Film zeigt, wie sehr Spurlocks Gesundheit in den 30 Tagen angegriffen wurde, wie seine Cholesterinwerte immer höher und seine Potenz immer schwächer wurden, wie er psychisch und körperlich litt und wie er in vier Wochen zwölf Kilogramm zunahm. Spurlock brach das Experiment auf dringendes Anraten seines Arztes ab, der ihm pathologische Nieren- und Leberwerte bescheinigte. Nun, es stellt sich die Frage: Hat *das Essen* Spurlock krank gemacht, oder war es eher seine wohl bekannte *negative Einstellung* zum Fast Food, die ihn fast umgebracht hätte?

Kim Cattrall, eine amerikanische Schauspielerin – attraktiv, schlank und bekannt aus der Serie „Sex and the City" –, wurde in einem Interview gefragt: „Wie schaffen Sie es eigentlich, dass Sie so schlank sind, obwohl Sie doch Fast Food lieben und gern Pommes frites essen?" Und sie verriet ihren Geheimtrick: Sie träufelt den Saft einer halben Zitrone auf ihre Pommes frites, in der Annahme, die Säure der Zitrone würde bestimmte Fette in den Pommes frites auflösen, sodass sie nicht dick machten.

Das ist natürlich hanebüchener Unsinn, aber Kim Cattrall ist fest davon überzeugt, dass ihre mit Zitronensaft präparierten Pommes frites nicht dick machen, und deswegen machen sie auch tatsächlich nicht dick.

Es stellt sich erneut die Frage: Was macht uns denn dann eigentlich dick? Was sorgt nun dafür, dass wir Übergewicht bekommen?

Schauen wir zunächst einmal, was Fett überhaupt ist. Wie ich schon sagte: Unser Fett besteht zu mehreren Teilen aus Sauerstoff und Wasserstoff und zu zwei Dritteln aus Kohlenstoff. Doch nur, weil Sie Kohlenstoff mit den Bestandteilen von Wasser zusammenbringen, heißt das noch lange nicht,

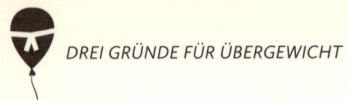
dass daraus Fett entsteht. In unserem Körper existieren mindestens zwei chemische Botenstoffe, die dafür sorgen, dass aus Kohlenstoff und Wasser überhaupt Fett wird. Doch die werden nicht immer ausgeschüttet, sondern nur auf Befehl von Ihnen.

Wir haben es mit einem unterbewussten Befehl zu tun, der auf einem Mangelempfinden basiert. Immer wenn Sie denken, es fehlt Ihnen etwas, veranlassen Sie Ihren Körper dazu, genau das festzuhalten. Allerdings bezieht sich Ihr Mangelempfinden selten auf Nahrung – davon haben Sie genug im Kühlschrank. Es bezieht sich auf das, was Sie mit der Nahrungsaufnahme verbinden.

Und Sie kennen das! Da gibt es Menschen, die sagen: „Ich brauche nur ein Stück Schokolade zu essen, und ich nehme davon zu." Probieren Sie es aus. Ich bin einigermaßen sicher, dass Sie, wenn Sie eine Woche lang täglich eine ganze Tafel Schokolade essen, am Ende vier Kilogramm mehr auf die Waage bringen können. Doch so eine Tafel Schokolade wiegt nur 100 Gramm, und ungefähr 30 Prozent sind überhaupt Kohlenstoff – also 30 Gramm. In einer Woche stehen also 210 Gramm Kohlenstoff 4 Kilogramm Fett gegenüber. Wo sollen 4 Kilogramm Biomasse herkommen, wenn Sie doch nur 210 Gramm Materie zu Ihrem Körper hinzufügen? Daran sehen Sie, dass Fett nicht aus der aktuell zugeführten Nahrung besteht. Es muss also etwas anderes sein, dass dick macht.

Es ist *nicht die Schokolade,* die Sie dick macht, sondern das *Gefühl* beim Essen der Schokolade. Es ist die Überzeugung: „Oh, jetzt nehme ich wieder zu. Jetzt habe ich gesündigt." Sie sorgt dafür, dass Sie Neurotransmitter in Ihrem Körper ausschütten, die dafür zuständig sind, dass Sie das, was Sie gerade gegessen haben, festhalten. Daraufhin bindet sich schlicht und einfach Kohlenstoff an Wasser – und mehr noch: Was Sie

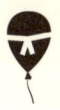

vorher gegessen haben, wird ebenfalls gebunden, denn Ihr Stoffwechsel unterscheidet nicht zwischen Wasser aus Tee und Wasser aus Limonade. Dieses ganze Kilogramm Fett besteht tatsächlich aus dem, was Sie vorher und nachher gegessen und getrunken haben. Mit der Schokolade an sich hat das gar nichts zu tun.

Ein anderes Beispiel: Glauben Sie, dass Sie dick werden, wenn Sie sich ab heute nur noch von grünem Blattsalat – nur grüne Salatblätter, ohne Dressing – ernähren? Ich wette, Sie glauben es nicht. Aber natürlich können Sie davon zunehmen! Jede Kuh, jede Ziege, jedes Schwein, jedes Schaf, jedes Kaninchen, jeder Hamster kann davon dick werden. Und wir Menschen auch! Doch Sie werden von grünem Salat nicht fett, weil Sie es nicht im Geringsten für möglich halten. Eine Kuh steht auf der Weide und frisst Gras und kann eine sehr dicke Speckschicht bekommen. Versuchen Sie mal, von Gras eine Speckschicht zu bekommen.

Was ist das überhaupt, Übergewicht? Was soll das, wenn wir doch nicht krank sind? Warum befehlen wir unserem Körper überhaupt, Fett aufzubauen? Warum hat denn ein Baby überhaupt Speck? Aus demselben Grund, der auch für Ihr Übergewicht verantwortlich ist: Es ist eine reine Notfallration, aufgespart für befürchteten Mangel. Ein Baby kommt aus dem Grund mit Speck zur Welt, weil es im Laufe der Entwicklungsgeschichte häufig vorgekommen ist, dass die Mutter bei der Geburt verstarb. Damit das Baby nicht auch zwangsläufig stirbt, weil es verhungert, hat es eine Art „Reiseproviant" an Bord. Und mit diesem Reiseproviant in Form des Babyspecks hat das Neugeborene die Chance, noch ein paar Tage ohne die Mutter zu überleben. In dieser Zeit kann es dann so lange

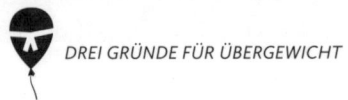

schreien, bis vielleicht eine andere Mutter sich des Säuglings annimmt. Selbst die Babys halb verhungerter Mütter aus den ärmsten Regionen der Welt haben bei der Geburt Babyspeck.

Jetzt denken Sie vielleicht noch immer: „Ich befürchte aber keine Hungersnot!" – und ich wiederhole: „Nein, das Mangel- empfinden bezieht sich auch gar nicht auf eine Hungersnot, es steckt etwas ganz anderes dahinter." Eine befürchtete Hun- gersnot steckt bei der Kuh auf der Weide dahinter. Die stellt nämlich ihre Versorgungsbeschränkung durch die Gefangen- schaft fest und empfindet: „Hoppla, ich kann gar nicht essen und trinken, so viel ich will. Na, dann halte ich das Vorhande- ne doch vorsichtshalber fest. Ich kann gar nicht selbst Einfluss darauf nehmen, was ich hier vorfinde. Was mache ich denn, wenn das hier alles abgegrast ist?" Und das ist der Grund, wa- rum wir so gern argentinische Steaks essen. In Argentinien werden die Rinder nicht fett. Warum nicht? Weil die Weiden so riesengroß sind, dass die Kühe sich ihrer Gefangenschaft gar nicht bewusst sind. Die fressen Gras, trinken Wasser und bauen daraus Muskeln und kein Fett. Und das können Sie auch! Mit Bewegung hat das übrigens nicht viel zu tun, denn die argentinischen Kühe ziehen weder Pflüge noch galoppie- ren sie den ganzen Tag auf der Weide herum.

Abnehmen ist anstrengend

Im Gegenteil, wie der Titel des Buches schon sagt: Es ist sogar viel einfacher, Fettgewebe unstrukturiert wieder abzubauen, als es strukturiert aufzubauen, so wie es leichter ist, einen Baum zu verbrennen, als ihn wachsen zu lassen. Und der be- steht auch aus Kohlenstoff und Wasser. Wenn Sie in den Hungerstreik eintreten oder eine schwere Grippe bekommen, dann merken Sie, wie rasend schnell Sie abnehmen können.

Für einen lebendigen Organismus ist es viel schwieriger, zu-zunehmen, als abzunehmen. Der Bär im Winterschlaf wäre froh, wenn das Fett nicht so schnell verschwinden würde. Dann müsste er nicht sofort, nachdem er wach geworden ist, wieder zu fressen anfangen. Und Sie kennen Kamele. Kamele haben Höcker, das sind die Wasserspeicher. Nun sind diese Höcker aber keine Hohlräume, sondern sie sind ähnlich auf-gebaut wie die weibliche Brust – das meiste ist Fettgewebe. Und dieses Fettgewebe wird natürlich die ganze Zeit von Blutgefäßen mit Blut versorgt. Aber Sie wissen auch, dass die Höcker nicht die ganze Zeit prall und steif auf dem Rücken stehen, sondern hin und wieder auch ganz schlapp auf dem Rücken liegen. Wirklich prall und steif werden die nämlich nur dann, wenn es eine Notwendigkeit gegeben hat, dieses Wasser auch festzuhalten: Immer wenn das Kamel einen jah-reszeitlichen Wechsel bemerkt oder wenn es registriert, dass es lange Zeit offenbar nichts zu trinken gegeben hat oder wo-möglich demnächst nicht geben wird. Damit ein Kamel drei Wochen lang, ohne zu trinken, durch die Wüste gehen kann, wird es von seinem Hirten erst einmal ein paar Tage ohne Wassergabe stehen gelassen und dann zur Tränke geführt, um 100 Liter Wasser einzulagern. Ein Mangelempfinden sorgt dafür, dass diese 100 Liter Wasser mehr als 100 Kilogramm Fett erzeugen – und was passiert damit? Nach drei Wochen ist das Fett weg. 100 Kilogramm in drei Wochen!!!

Abnehmen ist anstrengend? Leider nein! Doch der Mecha-nismus, der Ihr Übergewicht entstehen lässt, arbeitet wie ein Computervirus. Erinnern Sie sich bitte an das Beispiel mit dem Computer. Alles Werkeln und Schrauben brachte nichts, und Sie gelangten zu der Schlussfolgerung, dass es unheim-lich anstrengend wäre, das ganze Ding zu reparieren. Wenn Sie aber zur Abwechslung etwas ganz anderes machten als bisher, wenn Sie mal wieder an die Informationen gingen, an das Programm – in Ihrem Fall an Ihren Glauben –, dann erhielten Sie auch ein ganz anderes Ergebnis. Das ist vergleichbar mit einem Nagel, den Sie mit dem Hammer in die Wand schlagen wollen.

Stellen Sie sich vor, Sie hauen mit dem Hammer den Nagel krumm. Doch Sie hämmern ungehindert weiter. Angenommen, Sie nehmen nun einen dickeren Hammer und hämmern kräftiger, damit der Nagel endlich in die Wand geht – das macht den Nagel nur noch krummer. Nehmen Sie aber ein ganz anderes Werkzeug, etwa eine Bohrmaschine statt des Hammers, so könnten Sie den Nagel einfach in die Wand stecken. Genau so etwas machen wir hier. Sie bekommen ein anderes Werkzeug, eines, das Sie in Bezug auf das Abnehmen noch nie benutzt haben: ein Werkzeug, das Ihnen hilft, Ihre Ängste zu reflektieren.

Fassen wir zusammen: All diese Glaubenssätze über Erbanlagen, Krankheit, Stoffwechsel, zu viel Essen, zu wenig Bewegung, falsche Zeit, falsche Nahrung – auch „Abnehmen ist anstrengend!" – treffen nicht zu.

Angst steckt dahinter. Und nun erfahren Sie, worauf sich diese Angst sonst noch bezieht.

Grund Nr. 2: Der falsche Beweggrund, um zu essen

Sie essen doch gar nicht, um Ihren Körper zu ernähren. Der Körper hat genug, der wäre froh, wenn Sie diese ständige „Esserei" endlich mal sein ließen. Sie hindern Ihren Organismus nämlich daran, dasjenige, was er nicht braucht, wieder loszulassen.

Warum Sie nicht essen (streng wissenschaftlich gesehen)

Um ein wenig einzugrenzen, warum Sie essen, ist es zunächst sinnvoll, herauszufinden, warum Sie nicht essen. Es gibt einige Gründe, von denen Sie glauben, dass Sie deswegen essen oder das Essen nicht lassen können. Zu diesen Gründen – Sie werden sich wundern – gehören:

→ Langeweile
→ Stress
→ Dummheit
→ Disziplinlosigkeit
→ Willensschwäche
→ Gewohnheit
→ Gelegenheit

Und falls Sie jetzt überrascht sind, lade ich Sie zu einer streng naturwissenschaftlichen Analyse dieser vermuteten Gründe ein, damit Sie selbst sehen, warum Sie essen und warum nicht.

„Streng naturwissenschaftlich" bedeutet in diesem Kontext: Ein kausaler Zusammenhang von zwei Faktoren ist be-

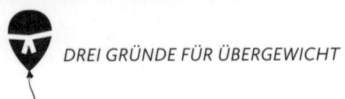

weisbar. Ein Beweis muss unter vergleichbaren Bedingungen allzeit Gültigkeit haben und erlaubt die Annahme einer Gesetzmäßigkeit. Nur wenn etwas wirklich zwingend die Folge von etwas Vorhergehendem ist, kann es als „kausal", also als „ursächlich zusammenhängend" bezeichnet werden. Eine Gesetzmäßigkeit, so lautet der Anspruch der guten alten Naturwissenschaft, muss für vergleichbare Systeme ausnahmslos gelten.

Ein Beispiel: Isaac Newton (1643–1727), auf den diese wissenschaftlich exakte Vorgehensweise zurückgeht, hat im Jahr 1682 das Gravitationsgesetz entdeckt und formuliert. Der Legende nach beobachtete Newton einen fallenden Apfel und geriet dadurch ins Grübeln: „Warum fällt der Apfel zur Erde?" Daraufhin stellte Newton die Theorie der Gravitation auf und begründete damit die Grundprinzipien der klassischen Mechanik. Wenn Newton jedoch nur ein einziges Mal beobachtet hätte, dass ein Apfel auch nach oben in den Himmel fällt, wäre er wahrscheinlich nicht länger von einer Gesetzmäßigkeit ausgegangen. Er hätte auch nicht stattdessen von einer „Normvariante", einer „Ausnahme" oder einem „Paradoxon" gesprochen, die das Nach-oben-Fallen irgendwie hinnimmt (wie es aber leider bei vielen beobachtbaren Symptomen in der heutigen Schulmedizin absolut üblich ist). Newton hätte schlicht und einfach so lange weitergeforscht, bis er auch die Ursache für den nach oben fallenden Apfel gefunden hätte.

Das Prinzip exakter wissenschaftlicher Beweisführung lässt nicht zu, dass etwas, das nicht kausal erklärbar ist, als bewiesene Gesetzmäßigkeit anerkannt wird. Womit ich übrigens so nebenbei darlegen möchte, dass die Medizin nicht zu den Wissenschaftszweigen gehört. Das wäre nicht weiter tragisch – ein Klempner oder Gärtner ist ja auch kein Wissen-

schaftler – wenn vonseiten der Medizin nicht oft der warnende Einwand erklingen würde: „Es gibt keinen wissenschaftlichen Beweis für Homöopathie, Hypnose, Geistheilung und dergleichen." Gibt es denn einen wissenschaftlichen Beweis dafür, dass eine Chemotherapie Krebs heilt? Oder dass eine Allergie, eine Migräne oder eine Neurodermitis durch Medikamente geheilt werden kann? Ist jemals wissenschaftlich bewiesen worden, dass Nikotin körperlich süchtig oder Zucker dick macht? Nein! Das ist es nicht und kann auch gar nicht, denn es gibt dafür keinen Beweis. Genauso gut könne man behaupten, dass Sauerstoff tötet, denn alle Menschen, die je gestorben sind, haben zuvor geatmet.

Es gibt keinen Kausalzusammenhang zwischen Nahrungszufuhr und Übergewicht. Es ist die Bedeutung des Essens, an dem es einem Übergewichtigen mangelt. Ruhe, Gerechtigkeit, Aufmerksamkeit, Wohlstand und dergleichen. Das ist ja der Clou! Sobald man verstanden hat, was man da eigentlich genau festhalten will, verliert die Speise die Bedeutung des Wertvollen und wird ganz anders verstoffwechselt – infolgedessen nimmt man ab. Was bedeutet dies nun für den Übergewichtigen? Lassen Sie uns ein paar der gängigen falschen Beweggründe entlarven:

Langeweile/Stress

Kein Mensch isst aus Langeweile! Denn wenn Langeweile die Ursache für das Essen wäre, dann müsste jeder, der Langeweile hat, daraufhin essen. Viele Menschen empfinden Langeweile, doch längst nicht alle essen deswegen. Die Frage: „Warum also ausgerechnet essen?", wird durch das bloße Vorhandensein von „Langeweile" nicht beantwortet. Natürlich isst ein Mensch womöglich hin und wieder, wenn er Langeweile hat.

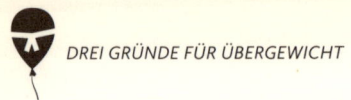

Doch warum dann nicht Lesen oder Nägelkauen, Stricken oder Wandern? Weil dies alles dem Menschen sicherlich keine Erleichterung brächte, wenn er das Verlangen nach Nahrungsmitteln empfindet. Es muss also noch einen tiefer liegenden Grund für das Essen geben, der mit Langeweile nichts zu tun hat und zwangsläufig zum Griff nach etwas Essbarem führt.

Was ist denn Langeweile eigentlich? Haben Sie sich das je gefragt? Können Tiere auch Langeweile empfinden (ohne dass wir diese in das Verhalten des Tieres hineininterpretieren)?

> *Langeweile ist das schlechte Gewissen*
> *für erzwungenes Nichtstun.*

Ein Mensch, der seine ganze Kindheit über das Gefühl hat, man müsse aktiv sein, etwas tun, man dürfe nicht faul und unproduktiv sein, der findet als Erwachsener tausend Möglichkeiten, irgendetwas zu tun, wenn er mal nichts tun möchte – um sich das schlechte Gewissen vom Leib zu halten. Und er wird wie ein geprügelter Hund darunter leiden, wenn er mal wirklich zum Nichtstun verdammt ist.

Stellen Sie sich so einen Menschen einmal an einer Bushaltestelle vor. Es ist morgens um acht, und der Bus ist gerade eben weg – verpasst! Dieser Mensch wird etwa 15 Minuten zu spät zur Arbeit kommen.

Was macht unser Langeweiler nun? Er verfällt in Aktionismus: Er studiert den Fahrplan (den er auswendig kennt), liest sich die Werbetafeln durch (die ihn nicht interessieren), fummelt mit seinen Händen herum, wippt mit den Füßen und isst womöglich ein Weingummi nach dem anderen. Warum? Um unterbewusst seinem Chef zu zeigen, dass es ihm leid-

tut, dass er hier festsitzt. Der im Kopf vorhandene Chef soll bloß nicht denken, dass unser Nervenbündel es auch noch genießt, eine Viertelstunde hier zu sitzen – nein! Er zeigt seinem Chef ganz deutlich: Wenn ich etwas tun könnte, würde ich es tun.

Dieser Aktionsmus ist aber nur die Folge eines schlechten Gewissens.

Hinter dem schlechten Gewissen
sitzen die Autoritäten in unserem „Kopf".

Diese können wir unser Leben lang mit uns herumschleppen, selbst wenn die Verursacher schon längst auf dem Friedhof liegen – wenn wir uns nicht eines Tages davon trennen.

Ist es einem Menschen jedoch gelungen, sein schlechtes Gewissen gegen Verantwortungsbewusstsein einzutauschen, ist er plötzlich in solchen Situationen „die Ruhe selbst".

Langeweile kann einen Menschen ganz schön stressen. Daher kommen wir der Sache jetzt auch langsam näher. Doch was ist Stress?

Meine Definition lautet:

Stress ist ein Überforderungsempfinden
aufgrund subjektiver Unfreiwilligkeit.

Stresshormone werden immer dann ausgeschüttet, wenn das, worauf Sie sich eingestellt haben, das, was Sie erwarten, nicht mit dem übereinstimmt, was Sie erleben und empfinden.

Das Empfinden von Unfreiwilligkeit erscheint uns unangenehm, weil wir hierfür ganz bestimmte Gehirnareale, vorwiegend in der linken Gehirnhälfte (etwa die *Insula* oder auch das *Wernicke-Zentrum* u. a.), permanent beanspruchen und somit überfordern. Hierdurch können dort eine Überwärmung und eine Sauerstoffschuld entstehen. Beides ist potenziell tödlich für das Gehirn und erzeugt einen „Abschaltimpuls" in Gestalt eines Überforderungsgefühls („Ich kann nicht mehr"; „Ich brauche eine Pause"; „Ich muss erst mal eine rauchen"; „Ich muss aufs Klo" etc.).

Kein Mensch isst also, weil er Stress hat, sondern höchstens, wenn er Stress hat. Sonst müssten alle Menschen, die Stress haben, infolgedessen essen. Tun sie aber nicht. Um dies zu verdeutlichen: Schlaf ist die Folge von Müdigkeit. Jeder Mensch schläft erst, nachdem er vorher müde war. Hier gibt es einen kausalen Zusammenhang. Doch nicht jeder Mensch isst, wenn er Stress hat(te). Raucher beispielsweise kennen das leidige Thema Stress ebenso gut. Das ist nämlich der Grund, warum viele Raucher zunehmen, wenn sie einfach mit „eisernem Willen" abstinent bleiben. Sie rauchen dann zwar nicht mehr, fühlen sich aber jetzt beim Essen entstresst. Wir kommen später noch einmal auf das Thema Stress zu sprechen.

Damit haben wir in einer Minute zwei Gründe, derentwegen Sie vielleicht zu essen glaubten, entkräftet. Widmen wir uns nun den nächsten Gründen.

Dummheit

Dieser Punkt ist ebenso schnell abgehakt: Man braucht eine gewisse Verschaltungsfähigkeit, also Intelligenz, um Übergewicht aufzubauen. Zur Bevorratung gegen Mangel bedarf es, zumindest unterbewusst, relativer Weitsicht. Nein, Dummheit scheidet leider völlig aus. Natürlich ist ein wenig Reflexionsvermögen notwendig, um herauszufinden, warum ein Mensch zu viel isst, aber fehlendes Reflexionsvermögen ist noch lange kein Zeichen von Dummheit. Kann denn jeder

Mensch reflektieren, warum wir jemanden mit der rechten Hand begrüßen und nicht mit der linken? Nein? Na bitte! (Nur falls ich Sie jetzt neugierig gemacht haben sollte, verrate ich Ihnen die Erklärung dafür: Die rechte Hand ist entwicklungsgeschichtlich unsere Kampfhand. Wir geben jemandem die rechte Hand, um ihn spüren zu lassen, dass wir darin keine Waffe tragen. So funktioniert ein Friedensangebot auch im Dunkeln. Das Heben der [leeren] Hand zum Gruß hat dieselbe Bedeutung. Und nur, um es ausführlich zu machen: Winken hat eine zusätzliche Bedeutung – damit machen wir mit Bewegung auf uns aufmerksam; das Schwenken von Fahnen steigert diesen Effekt.) Wer nicht reflektiert, hat vielleicht für vieles keine Erklärung, ist damit aber noch lange nicht intellektuell eingeschränkt. Allerdings: Wer sich seiner bislang verborgenen Motive nun bewusst wird, der erhält somit seine Entscheidungsfreiheit zurück. Und damit nähern wir uns noch einen weiteren Schritt der Lösung des Gewichtsproblems.

Schauen wir uns noch rasch die letzten nicht zu treffenden Gründe an.

Disziplinlosigkeit

Es heißt doch oft: „Dicke sind undisziplinierte Esser." Alle Diäten und Ernährungsprogramme sind in ihrem Gelingen auf unsere Disziplin angewiesen. Doch brauchen andere Säugetiere, mit denen sich unser Organismus vergleichen lässt, unbedingt Disziplin, um nicht aus allen Nähten zu platzen? Nein, ich glaube, Tiere besitzen gar keine Disziplin, sie tun immer das, was sie für sich selbst für richtig halten – so lange, bis sie es nicht mehr für richtig halten. Doch klären wir vorab die Frage: Was ist überhaupt Disziplin?

Disziplin, so möchte ich vorschlagen, ist *die ausschlaggebende Eigenschaft, mit der ein Mensch seinen bewussten Verstand einsetzt.* Der bewusste Verstand wiederum ist die Instanz, *mit der wir Außenerwartungen registrieren und mit der wir unsere Bedürfnisse und Befindlichkeiten verwalten und gegebenenfalls unterdrücken können. Er soll in der Hirnregion des linken Frontallappens angesiedelt sein und kann direkt und absichtlich von uns benutzt werden.*

Lassen Sie mich dafür zur Verdeutlichung ein Beispiel bringen:

Stellen Sie sich vor, es ist ein sonniger Julimorgen, Sie werden von den wärmenden Sonnenstrahlen langsam wach. Sie sehen auf den Wecker und stellen fest: halb zehn! Sie haben eindeutig verschlafen. Ein Blick aus dem Fenster sowie Ihre Bedürfnisse und Befindlichkeiten signalisieren Ihnen: „Ach, nee, ich gehe heute nicht zur Arbeit – es ist viel zu schön draußen!" Und Ihre pflichtbewusste und ständig strammstehende „Ratio" in der linken Hirnhälfte bringt Sie umgehend und unmissverständlich zur Räson: „Aufstehen, du fauler Hund, selbstverständlich gehst du zur Arbeit, aber flott!"

Welche der beiden Instanzen fällt nun die Entscheidung?

Überwiegen Ihre Gefühle, bleiben Sie zu Hause. Überwiegen Ihre Verstandesargumente, gehen Sie zur Arbeit. Letzteres nennt man dann Disziplin, also *eine Entscheidung entgegen den eigenen Bedürfnissen und Befindlichkeiten, zugunsten der Erwartung anderer.*

→ Warum tut unser Verstand so etwas Gemeines?
→ Warum unterdrückt unser Verstand (unsere Ratio) unsere Gefühle?
→ Wozu brauchen wir Menschen so etwas Lästiges?

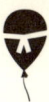

Ganz einfach erklärt:

Unser Verstand ist unser Instinktersatz.

Ohne Disziplin und bewussten Verstand kann keine menschliche Gesellschaft bestehen. Menschen besitzen im Gegensatz zu Tieren keine Instinkte. Wir verfügen aber, genau wie Tiere, über Intuition, also über die Fähigkeit der unbewussten Wahrnehmung. Doch wir müssen dieser Intuition nicht zwangsläufig folgen und können sie sogar völlig ignorieren.

Dies bedeutet, dass wir in unserem Zusammenleben auf keine sicheren biologischen oder soziologischen Gesetzmäßigkeiten zurückgreifen können – wir können immer entscheiden, was wir tun. Unsere Organisationsform, in der wir zusammenleben, nennen wir Gesellschaft. Und da keine verlässlichen Gesetzmäßigkeiten vorhanden sind, benötigen wir für unser gesellschaftliches Zusammenleben viele Spielregeln.

Damit wir nicht in völliger Unsicherheit leben müssen, haben wir unsere Disziplin. Damit sorgen wir dafür, dass wir nicht tun, wonach uns gerade ist, sondern jeweils abwägen, was andere davon halten. Die Wahrnehmung von Fremderwartungen aktiviert unsere Disziplin.

Disziplin ist unser
„schlechtes Gewissen", sie ist der
„Staatsanwalt der Gesellschaft".

Dies bedeutet: Für alles, was Sie für sich selbst tun, brauchen Sie keine Disziplin – Sie machen es mit Freude, Interesse, weil es einen Sinn für Sie hat, aber nicht, weil Sie es müssen.

Disziplinlosigkeit bedeutet also gar nicht, dass man deshalb nicht das übermäßige Essen einfach lassen kann.

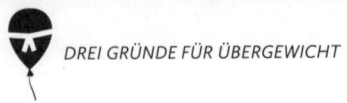

Also machen wir weiter bei den Gründen, warum ein Mensch *nicht* isst:

Willensschwäche

Was ist der Wille eigentlich?

> *Unser Wille ist die Affinität*
> *(Hinwendungsbereitschaft) zu einem Ziel.*

Ich will: etwas haben, anfassen, sein, erreichen etc. Jeder Mensch hat einen Willen. Doch eine Kleinigkeit übersehen wir immer: Wir versehen dieses Ziel mit einer Präferenz, das heißt, wir entscheiden, wie wichtig es uns ist. Und ist einem Menschen ein Ziel nicht absolut wichtig, erreicht er es auch nicht – denn es gibt Wichtigeres. Ist einem Menschen ein Ziel aber absolut wichtig, erreicht er es auch – denn nichts ist in diesem Moment wichtiger.

Es gibt keine Willensschwäche oder Willensstärke!

Denken Sie nach: Alles, was Ihnen im Leben absolut wichtig war, das haben Sie auch erreicht. Und alles, was Sie nicht erreicht haben, das war Ihnen schlicht und einfach nicht wichtig genug. Hier gibt es keine Ausnahmen.

Ein Beispiel:

Eine Frau, Mitte fünfzig, kam zur Gewichtsreduktion in meine Praxis und explodierte geradezu vor Wut, als ich ihr erklärte, es sei gar kein Problem, unser Ziel zu erreichen – denn wir erreichen immer unser Ziel. Unser Problem sei es, zu ergründen, *welches* Ziel wir da gerade erreichen: Wenn ein Mensch nicht das Ziel erreicht, das er gern erreichen möchte, dann erreicht er das Ziel, das ihm offenbar viel wichtiger ist

als dieses. Das geschieht meist unbewusst; es zu entdecken, ist jeweils die Schwierigkeit.

Die Frau wurde jedenfalls ganz aufgebracht und erklärte: „Das ist doch alles Quatsch. Ich wollte immer den Beruf ausüben, für den ich sechs Jahre lang studiert habe. Doch das wurde mir unmöglich gemacht: Ich hätte in eine weit entfernte Stadt ziehen müssen, hatte aber kein eigenes Geld, und mein Vater hat es obendrein unmöglich gemacht. Er sagte: ‚Wenn du solch einen Beruf ausübst, dann glaube ja nicht, dass ich noch stolz auf dich bin. Und falls du ohne einen Pfennig Geld wegziehst, hoffst du ja wohl nicht ernsthaft, dass ich dich finanziell unterstütze? Wenn du uns hier im Stich lässt, brauchst du gar nicht erst wieder nach Hause zu kommen.'"

Ich erwiderte: „Damit haben Sie doch Ihr wichtigstes Ziel exakt erreicht. Sie hätten sich nur zwei Fragen stellen und sie natürlich auch beantworten müssen, um definitiv herauszufinden: ‚Was ist denn mein wichtigstes Ziel?' Und dann hätten Sie die Wertung verändern können. Sie hätten dann entscheiden können: ‚Nein, das sollte mir aber nicht mehr so wichtig sein.'" Sie wurde sichtlich rot vor Wut, und ich erklärte ihr weiter: „Die erste Frage lautet: ‚Welchen emotionalen Sinn hat Ihr Ziel?'"

Ihre Antwort: „Den Beruf auszuüben, für den ich sechs Jahre lang studiert habe, hat den Sinn, dass dieser Beruf mir gefällt. Ich werde ihn gern ausüben und wahrscheinlich darin aufgehen. Das ist der Sinn."

„Die zweite Frage lautet: ‚Und welchen Preis haben Sie dafür zu zahlen?'"

Da wäre meine Kundin fast umgefallen. Sie verschränkte ihre Arme und zischte: „Was soll das heißen: ‚Preis zahlen'?"

Ich antwortete: „Das heißt, wir müssen für alles einen Preis entrichten. Bleibe ich morgens zu Hause, weil es ein schöner

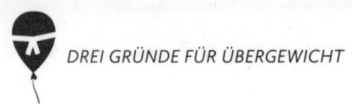

Sommertag ist, kann ich nicht gleichzeitig zur Arbeit gehen und Geld verdienen. Ich riskiere für meine Gemütlichkeit glatt meinen Job. Gehe ich andererseits meiner Arbeit nach, kann ich nicht zur gleichen Zeit zu Hause bleiben – selbst wenn ich hohes Fieber haben sollte. Ich riskiere meine Gesundheit, ja gar mein Leben.

> *Wir müssen für alle Lebensentscheidungen*
> *einen Preis zahlen: Der muss nicht hoch sein,*
> *aber er ist immer zu entrichten.*
> *Das nenne ich „Dualität".*

Der Preis dieser Frau für die Verwirklichung ihres Berufswunsches wäre gewesen: Sie lebt mutterseelenallein in einer fremden Stadt, mit schäbigen Möbeln zur Untermiete – in irgendeinem heruntergekommenen Zimmer, das ihr nicht gefällt, und wäre finanziell am untersten Limit. Ihr Vater erhebt zu Hause die Fäuste gen Himmel und verflucht sie, sie bräuchte gar nicht erst wiederzukommen. Und ihre Mutter weint sich die Augen aus dem Kopf und erlebt womöglich den schlimmsten Ehekrach ihres Lebens – wegen ihrer Tochter. Keine Frage – das ist ein hoher Preis.

Aber wäre sie bereit gewesen, diesen Preis zu zahlen, hätte sie ihr ersehntes Ziel erreicht. Und hätte sie ihr Ziel erreicht, wäre der Sinn aufgegangen. Wäre der Sinn aufgegangen, dann wäre sie in dem geliebten Beruf womöglich so erfolgreich gewesen, dass ihr eigener Vater vielleicht richtig stolz auf sie geworden wäre. Sie hätte also möglicherweise nicht nur ihr Ziel, sondern gleichzeitig das Ziel ihres Vaters erreicht – wenn sie bereit gewesen wäre, den Preis dafür zu entrichten.

Dies alles hatte sie sich aber nicht überlegt. Andernfalls hätte sie nämlich entdeckt, worin ihr tatsächlich primäres –

also absolut wichtigstes – Ziel bestanden hat: Ihr Vater sollte nicht wütend auf sie sein.

Ein „sofortiges Gefühl von Sicherheit" war ihr erheblich wichtiger als „echte Sicherheit".

Für das Gefühl von Sicherheit brauchte sie nur das „brave Töchterchen" zu bleiben, das sich nach dem Willen des Vaters richtet. Aber eine echte Sicherheit war das nicht, denn sobald sie sich zu verwirklichen versuchte, stand der Vater dagegen und übte Druck auf sie aus.

Um echte Sicherheit zu erlangen, hätte sie als Preis eine Zeit der Unsicherheit in Kauf nehmen müssen. Aber das Gefühl von Sicherheit war ihr wichtiger als alles andere. Hätte sie das reflektiert, hätte sie zu ihrem Vater sagen können: „Ich gehe." Wenn er dann gesagt hätte: „Dann verschwinde doch, du undankbares Gör!", so hätte sie antworten können: „Siehst du, Vater, du gibst mir ja gar keine echte Sicherheit, sondern nur das Gefühl davon, und auch nur, wenn dir danach zumute ist – dann kann ich auch die andere Unsicherheit in Kauf nehmen, dafür bekomme ich wenigstens am Ende Unabhängigkeit (also echte Sicherheit)."

Es gibt also keine Willensstärke oder Willensschwäche, obwohl diese Begriffe sogar in deutschen Wörterbüchern aufgeführt sind. Die Ziele, die Sie nicht erreichen, sind Ihnen nicht wichtig genug – was Sie jedoch erreichen, war Ihnen absolut wichtig. Das hat nichts mit „Stärke" oder „Schwäche" zu tun, sondern mit Reflexionsvermögen. Sich über seine Ziele im Klaren zu sein, um alles Erforderliche ganz bewusst in Kauf zu nehmen, ist der ganze Trick der Erfolgreichen.

Nun wissen Sie, dass Sie gar nicht anders können, als ein absolut wichtiges Ziel zu erreichen. Nebenbei haben wir geklärt, dass es keine Willensschwäche oder -stärke gibt, son-

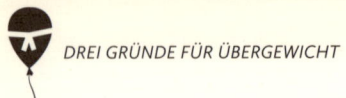

dern lediglich das Unvermögen, sein absolut wichtigstes Ziel zu erkennen. *Absolut wichtig* ist in diesem Sinne alles, was Ihnen *emotional wichtig* ist. Für diese Ziele brauchen Sie weder Disziplin noch einen guten Vorsatz. Auch der Startschuss ist meist schon gefallen, wenn Sie sich dieses Zieles bewusst geworden sind und Sie alles dafür in Kauf nehmen, um es zu erreichen. Doch allein die Formulierung „alles in Kauf nehmen" weckt bei vielen Menschen schon Unbehagen. Das liegt meist an frühkindlichen Frustrationserlebnissen, aufgrund derer der Glaubenssatz „Versuch kann schmerzen, und Schmerz muss vermieden werden" zustande kam. Alle Betroffenen werden wahrscheinlich nun denken: „Ja, aber das stimmt doch auch!" Und ich gebe Ihnen sogar recht. Doch das galt nur für Ihre Kindheit. Mittlerweile sind Sie aus dem Versuchsstadium heraus, und vor allem wissen Sie, selbst wenn Sie einmal etwas Leidvolles erfahren: Es hat selten nachhaltige Konsequenzen. Schmerzen vermeiden zu wollen, ist für einen Mensch jenseits der Kindheit ohnehin völlig zweitrangig, wie Ihnen jeder, der sich einmal beim Juwelier ein Ohrloch hat stechen lassen, beim Zahnarzt operiert worden ist oder sich beim Sport einen Muskelkater zugezogen hat, beweist.

Es lohnt sich also gar nicht, Beschränkungen, Begrenzungen und Schmerzen um jeden Preis zu vermeiden. „Ran an die Grenzen!", empfehle ich, „... und es darauf ankommen lassen, ob die wirklich so schlimm sind!"

Natürlich muss man zunächst herauszufinden: Was ist es eigentlich so ganz genau, was einen selbst ausbremst? In den häufigsten Fällen sind es eben die genannten generalisierten Erfahrungen aus der frühesten Kindheit. Ich gehe sogar so weit und behaupte, dass ein reflektierter Erwachsener wahrscheinlich gar keine neuen Angstmuster generieren kann. Aus

dem einfachen Grund, weil er seine Entfaltungsgrenze rational genau erfassen kann. Er hat beispielsweise nach einem Hundebiss keine Angst vor Hunden im Allgemeinen und scheut auch nicht generell plötzliche Überraschungen, sondern nimmt sich schlimmstenfalls künftig vor dem einen besonderen Hund, der ihn gebissen hatte, in Acht. Es sei denn natürlich, der Hundebiss bestätigte ein bisheriges latentes Muster, welches durch eine Kindheitserfahrung generiert, doch bislang noch nicht „abgerufen" wurde. Ein solches Muster würde durch die Wiederholung der schmerzhaften Erfahrung bestätigt (getriggert).

Je mehr wir in der Lage sind, unsere generalisierten Muster genau zu erkennen, desto angstfreier werden wir. Durch *Konkretisierung* werden aus ehemaligen Mustern nun spezifische Ereignisse, die sich genau fassen lassen. Ich halte Angstfreiheit für eine der wichtigsten Vorbedingungen nicht nur für das Abnehmen, sondern generell zum Erreichen von Erfolgen. So glaube ich, dass die Psyche es bevorzugt, Angst durch Vorsicht, Besonnenheit, Wissen und Risikobereitschaft zu ersetzen.

Angstfreiheit ist kein Leichtsinn, sondern bietet eine Kontrollmöglichkeit einer Situation.

Damit sind wir bei einem ganz entscheidenden Faktor. Immer wieder höre ich von meinen Kunden so etwas wie: „Unsere Firma hatte ein ganzes Wochenend-Seminar mit einem Motivationsexperten gebucht. Darin hieß es immer: ‚Mach dies, mach das! So einfach ist das!' – und dann scheiterte alles an der Praxis." Oder: „Wie soll ich meinem Vorgesetzten denn Änderungen vorschlagen, wenn der immer nur antwortet: ‚Dafür haben wir kein Geld, keine Zeit, keine Möglichkeit,

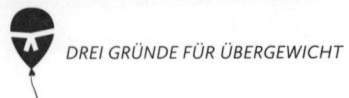

keine Ressourcen!'" Spätestens hier wird dann der Unterschied zwischen einer Beratung und einem Coaching zur Generierung von Erkenntnissen deutlich. Sie brauchen natürlich das konkrete Wissen darüber, warum Sie sich bislang nicht zu empfundenen Missständen und Problemen geäußert haben und wie Sie dies künftig tun können, ohne Widerstand zu erzeugen. Der Grund, sich zurückzunehmen, seine eigene Entfaltung zurückzuhalten oder einfach nur den Mund zu halten, ist meist der gleiche: die Befürchtung von Zurückweisung. Die Quelle dieser Angst ist wiederum die früheste Kindheit, denn erwachsene Menschen können, wie bereits erwähnt, gar keine neuen Ängste generieren. Ängste stammen aus der Zeit, in der wir tatsächlich noch machtlos waren, aus den ersten drei Jahren unseres Lebens (ab Zeugung). Danach beginnt unsere Fähigkeit, zur Zeit- und Identitätswahrnehmung zu erwachen, womit wir zunehmend in der Lage sind, ein Ereignis zeitlich zu isolieren und auch im Zusammenhang zu sehen. Wenn Sie also ganz risikobereit einmal prüfen, ob sich Ihre Befürchtungen wirklich bewahrheiten, bekommen Sie meist ein anderes Ergebnis, als Ihr bisheriges Wahrnehmungsmuster Ihnen prognostiziert hatte. Wir sind oftmals nur aufgrund unserer Erfahrungen darauf konditioniert, zu denken, dass Autoritäten (das sind meist unterbewusste Vertreter unserer Eltern, unserer Ur-Autoritäten) unser Leben einschränken.

Wenn es aber doch keine andere Möglichkeit gibt, als immer das zu erreichen, was einem am wichtigsten ist, und wenn hierfür noch nicht einmal besondere Stärke notwendig ist, dann stellen Sie sich an dieser Stelle zurecht die Frage: „Warum nehme ich dann nicht ab?"

Antwort: „Weil es etwas gibt, das Ihnen noch viel wichtiger ist, als abzunehmen."

Nun könnten Sie nachdenken und sagen: „Das Essen ist mir offenbar wichtiger, als abzunehmen", doch das wäre falsch. Das Essen ist Ihnen überhaupt nicht wichtig, denn das können Sie mühelos ab sofort einschränken.

Es ist die Bedeutung des Essens: Diese Bedeutung ist Ihnen so wichtig, dass Sie sogar heute noch etwas Leckeres gegessen haben, obwohl Sie dieses Buch lesen, um endlich schlank zu werden. Richtig?

Doch worin besteht denn nun diese Bedeutung? Das erläutern wir später – zunächst wieder zurück zur Analyse der vermuteten Hintergründe des Essens.

Es bleiben nun nicht mehr allzu viele Erklärungen übrig, derentwegen Sie essen könnten. Betrachten wir die nächsten beiden:

Gewohnheit und Gelegenheit

Hier wird es wieder recht simpel. Kein Mensch isst aus Gewohnheit, auch Sie nicht. Natürlich sind Sie es vielleicht gewohnt, zu essen, aber das ist noch lange nicht der Grund, der zum Griff in den Kühlschrank führt. Sie sind noch viel komplexere Dinge gewohnt zu tun.

Nehmen wir als Beispiel einmal: Autofahren. Ähnlich komplex wie das Essen, müssen viele Dinge erlernt und beachtet und viele Handgriffe koordiniert werden.

Wenn Sie mit Ihrem Pkw unterwegs sind, eine Parklücke suchen und eine solche am Straßenrand finden, parken Sie dann lieber vorwärts oder lieber rückwärts ein? Falls rückwärts: Wo liegt der Rückwärtsgang bei Ihrem Wagen? Denken Sie nach: Wohin müssen Sie Ihren Schalthebel bewegen, um ihn in den Rückwärtsgang zu bringen?

Niemand ist dazu in der Lage, die Frage, „Wo ist dein Rückwärtsgang?", zu beantworten, ohne sich zumindest ein wenig zu bewegen (außer Sie sind Fahrschullehrer und sagen es dreimal am Tag). Siebzig von hundert Personen antworten auf die Frage, indem sie den Arm und die Hand bewegen und das Schalten des Rückwärtsganges andeuten. Dreißig Prozent aller Befragten rollen zumindest mit den Augen und nicken mit dem Kopf in die Richtung des Rückwärtsganges.

Wir müssen den Schaltweg praktisch mit unserem Körper nachvollziehen, damit der Verstand überhaupt die genaue Position des Rückwärtsganges erfasst. So sehr sind wir daran gewöhnt, in den Rückwärtsgang zu schalten. Probieren Sie es aus: Fragen Sie, wen Sie wollen – alle bewegen sich zunächst etwas, bevor sie antworten.

Um eine komplexe Handlung zu reflektieren, sind wir darauf angewiesen, unsere rechte Gehirnhälfte zunächst passiv anzusteuern (uns in eine Lage hineinzuversetzen), um das Verhalten anschließend in der linken Gehirnhälfte zu rationalisieren – also sprachlich zu vereinfachen.

Und nun nehmen wir einmal an, Sie leben mitten in einer Großstadt und befinden sich mit Ihrem Fahrzeug auf dem Heimweg. Etwa einen Kilometer vor Ihrem Zuhause stehen Sie plötzlich vor einer eben rot gewordenen Baustellenampel, und Sie wissen: „Das kann jetzt dauern."

Doch da entdecken Sie neben sich die „beste Parklücke der Welt". Sogar die Parkuhr ist noch gefüttert und lockt Sie mit 1½ Stunden kostenloser Parkzeit! Wie reagieren Sie? Wegen dieser unglaublich guten Gelegenheit und wegen der tief sitzenden Gewohnheit reißen Sie Ihren Schalthebel in den Rückwärtsgang und fahren rückwärts in die Parkbucht?

Nein, das tun Sie nicht: Sie wollen ja schließlich möglichst schnell nach Hause.

Das bedeutet aber doch: Nur, weil wir etwas gewohnt sind, heißt das noch lange nicht, dass wir es auch zwangsläufig tun. Nicht einmal dann, wenn sich eine selten gute Gelegenheit ergäbe. Eine Handlung wird erst dann vollzogen, wenn es einen Grund dafür – einen Handlungsauslöser – gibt.

Sie essen niemals aus Gewohnheit, sondern immer erst dann, wenn Sie einen Grund dafür haben. Denn Sie essen wahrscheinlich jeden Tag ungefähr die gleiche Menge, Sie essen im Urlaub nicht tagelang nichts und danach sechs Mahlzeiten jeden Tag, sondern kontinuierlich in etwa gleich viel.

Angenommen, Sie bleiben für Stunden in einer Situation, in der Sie gewohnheitsmäßig essen, etwa sonntags nach dem Spaziergang – würden Sie aus Gewohnheit essen, dann müssten Sie der lieben Gewohnheit wegen nun zwangsläufig stundenlang essen. Tun Sie aber nicht. Die Gewohnheit ist niemals der Grund, um Nahrung zu sich zu nehmen. Selbst wenn Sie jeden Tag um Punkt 12.30 Uhr essen und sich Ihre Verdauung darauf eingestellt hat, bedeutet das noch lange nicht, dass Sie die Mahlzeit deswegen nicht auch ausfallen lassen oder verschieben könnten.

Hier muss eine Unterscheidung getroffen werden, die zunächst spitzfindig erscheinen mag: Sie essen nicht *aus* Gewohnheit, sondern *mit* Ihrer Gewohnheit.

> *Eine Gewohnheit ist ein Verhaltens-*
> *muster, aufgrund dessen ein komplexer*
> *Handlungsablauf abgespult werden*
> *kann, ohne dass die bewusste Verstandes-*
> *kontrolle hierfür notwendig wird.*

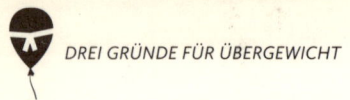

Die Gewohnheit sorgt nur dafür, dass Sie beim Essen nicht das Messer in die linke Hand nehmen, Sie sich nicht verschlucken und mit dem Essen nicht kleckern. Egal, was Sie gewohnt sind: Zähne putzen, spät aufstehen, rauchen – Sie tun das alles niemals, weil Sie es *gewohnt* sind, sondern nur, wenn es *einen Grund* dafür gibt.

Der wahre Grund, zu essen

Dieser Grund ist eine riesige emotionale Hypothek, die Sie aufnehmen. Sie essen, um sich *wohlzufühlen!* Und hier empfinden Sie den Mangel! Immer, wenn Sie etwas essen, *weil* es schmeckt, fühlen Sie sich für ein paar Momente sehr wohl und hoffen, dieses Gefühl bliebe Ihnen erhalten. Ihr Körper befolgt diesen Befehl und hält Kohlenstoff und Wasser fest. Doch der Körper ist mit diesem Steuerungsbefehl gar nicht gemeint. Ein Gefühl können Sie nicht festhalten – genauso wenig, wie Sie ein Lied, das aus dem Radio tönt, festhalten können. Sie können das Lied zigmal hintereinander hören, aber festhalten können Sie es nicht. Und das können Sie bei dem Gefühl „Es geht mir gut!" auch nicht – wohl aber können Sie es jederzeit erzeugen! Sie haben womöglich gedacht, Sie hätten Hunger – dabei war es nur ein Hungergefühl! Der Grund, warum Sie zugenommen haben, war also nicht der, dass Sie zu viel hatten, sondern das Gefühl, Sie hätten zu wenig!

Essen ist ein Symbol

Ein Gefühl bedeutet noch lange nicht, dass das, was dahintersteckt, real und materiell ist. Stellen Sie sich bitte vor, Sie hätten nachts im Schlaf einen lebhaften Albtraum. Sie träumen,

dass Ihr Schlafzimmer lichterloh brennt und Sie von einem Flammenmeer umgeben sind. Dann sorgt diese Information dafür, dass Ihre Nebennieren Adrenalin ins Blut ausschütten. Das bilden Sie sich nicht ein, das ist messbar. Ihr Herz rast, Sie hyperventilieren, Sie beginnen, zu schwitzen. Warum schwitzen Sie denn? Es ist doch gar nicht wirklich warm geworden in Ihrem Schlafzimmer. Nein, aber Sie haben das Gefühl, es würde brennen. Diese Information ist also noch nicht einmal echt. Doch Ihr Körper folgt diesem Gefühl mühelos. Wenn Sie dann aufwachen, erschrecken und feststellen: „Ha, es brennt ja gar nicht!", bekommen Sie eine neue Information. Und diese neue Information – „Es brennt nicht!" – steuert Ihren Körper ebenfalls, und er reagiert so, als würde es nicht brennen. Ein Gefühl ist ein Gedankenkomplex, mehr nicht. Gegen einen Albtraum brauchen Sie keinen Feuerlöscher, sondern einen anderen Gedanken.

Wenn Sie nicht gerade im Krieg aufgewachsen sind, dann haben Sie persönlich wahrscheinlich noch nie eine echte Hungersnot erlebt. Noch nicht einmal der Landstreicher unter einer Brücke hat Hunger, sonst würde er sich keine Zigaretten holen, sondern ein paar Brötchen. Hunger ist nicht dasselbe wie ein Hungergefühl. Es gibt in unseren Breitengraden so gut wie keinen Hunger. Sie haben keinen Hunger, und daher brauchen Sie bei diesem Gefühl auch nichts zu essen. Der zweite Teil der Botschaft ist interessant: das Gefühl, das Sie persönlich an Nahrungsaufnahme gebunden haben. Nahrung ist zu einem Symbol geworden.

Wir Menschen sind in der Lage, aufgrund unserer Intelligenz, also der Verknüpfungsfähigkeit, aus allem ein Symbol zu machen.

Ein Symbol besteht aus mindestens zwei Informationen, die miteinander verknüpft worden sind, und mindestens eine

davon hat eine Bedeutung (Relevanz) für den Empfänger. Somit erhält die nichtrelevante Information dieselbe Bedeutung
wie die relevante Information, ohne dass diese dabei auf-
taucht. Das heißt, wir messen etwas eine zusätzliche Bedeutung bei, das an sich keine besondere Bedeutung hat, wie
etwa dem Papier eines Geldscheines. Dabei ist es der Wert des
Geldes an sich, der das Papier so kostbar macht, nicht das Papier selbst. Kein Mensch will Geld – sondern nur das, was das
Geld ihm ermöglicht. Ein Übergewichtiger macht den gleichen Fehler wie der Comic-Milliardär Dagobert Duck: Dieser
sammelt Geld und Gold und fühlt sich noch immer arm. Und
ein adipöser Mensch glaubt, er müsse etwas essen, dabei geht
es in beiden Fällen nicht um das Symbol Geld oder Nahrung,
sondern um deren emotionale Bedeutung.

Es gibt in unserer modernen Welt der Industrienationen
ein Vielfaches mehr an Symbolen als in der Welt etwa der vor-
christlichen Kelten, der nordamerikanischen Indianer und
der australischen Aborigines zusammen. Jedes Verkehrszei-
chen, jede Schulglocke und jeder Ehering ist ein Symbol und
bedeutet weit mehr als nur das Stück Metall, aus dem der Ge-
genstand besteht.

Symbolik bedeutet, wir haben das Original mit etwas Zu-
sätzlichem verknüpft, sodass das Gefühl oder Verhalten eines
Menschen oft nicht aus dem resultiert, womit er sich gerade
bewusst beschäftigt, sondern daraus, was unterbewusst damit
verbunden wird.

Erforscht wurde die immense Verknüpfungsfähigkeit des Gehirns übrigens bereits Anfang des letzten Jahrhunderts von
dem russischen Naturforscher und Nobelpreisträger Iwan
Pawlow (1849–1936). Pawlow stellte fest, dass immer dann,
wenn er seine Laborhunde füttern wollte, die Tiere erwar-

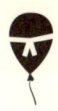

tungsvoll auf- und absprangen und sich auf das Futter freuten, noch bevor er die Näpfe gefüllt hatte. Er untersuchte diese Beobachtung wissenschaftlich. Dazu schlug er ein kleines Glöckchen an, kurz bevor er den Tieren etwas zu fressen gab. Dies setzte er drei Wochen lang täglich fort und kontrollierte dabei, wie die körperliche Reaktion der Hunde auf das Glöckchen ausfiel. Dazu maß er in einem kleinen Röhrchen den Speichelfluss der Tiere, eine Reaktion auf das zu erwartende Futter. Anfangs reagierten die Hunde auf den Ton noch nicht mit Speichelfluss. Mit dem Glockenton wurde noch nichts Weiteres verknüpft. Doch nach bereits drei Wochen ließ sich beobachten, dass die Hunde schon allein auf den Glockenton mit Speichelfluss reagierten. Die Körper der Hunde zeigten eine Reaktion. Pawlow hatte nur das Glöckchen angeschlagen und gar kein Futter ausgeteilt – trotzdem bekamen die Hunde Speichelfluss. Eine Verknüpfung zwischen Glöckchen und Futter hatte stattgefunden. Den Tieren lief das Wasser im Mund zusammen, weil sie erwarteten, es gäbe gleich etwas zu fressen.

Für die Hunde wurde durch das stetige Zusammentreffen zweier Reize (Futter und Glockenton) ein Symbol erzeugt! Nicht wegen des Tons, sondern aufgrund der damit verknüpften Erwartung des Futters reagierten sie mit Speichelfluss.

Und ganz ähnlich funktionieren auch wir Menschen. Wir sind noch intelligenter als ein Hund, also weitaus fähiger, Dinge, auch sehr komplexe, zu verknüpfen. Der sogenannte Placebo-Effekt funktioniert auf die absolut gleiche Art und Weise: Man glaubt einfach, die kleinen roten Pillen würden besser wirken als die herkömmlichen weißen, und das Gehirn ermöglicht diese Wirkung – selbst wenn in den Pillen gar kein Wirkstoff vorhanden ist. Unsere Nahrung ist ebenso ein Placebo, denn sie ist der Inbegriff für Sicherheit, Zufriedenheit,

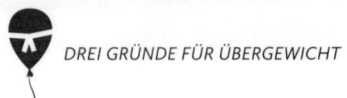

Liebe, Zuneigung, Belohnung und Wohlbefinden. Dies sind die Informationen, die wir durch Erfahrungen an die Nahrungsaufnahme geknüpft haben. Und genau das ist auch der Grund, warum Schokolade angeblich glücklich machen soll.

Sehen wir uns das doch einmal genauer an:

Schokolade habe mit ihren Bestandteilen Theobromin, Anadamid und Phenylethylamin eine haschisch- oder morphiumähnliche Wirkung und setze damit Endorphine frei, so heißt es. Dass das nicht stimmt, ist leicht zu beweisen: Zum einen sind diese Stoffe in derart geringen Mengen in Kakao enthalten, dass ein Erwachsener etwa 20 Kilo Schokolade (also etwa doppelt so viel wie der durchschnittliche Pro-Kopf-Jahresverbrauch in Deutschland) essen müsste, um eine berauschende Wirkung zu verspüren. Und zum anderen: Stellen Sie sich bitte einmal vor, Sie werden eines Nachts von Einbrechern geweckt, die mit vorgehaltenen Schusswaffen Ihre Wertsachen einfordern. Nun werden Sie aller Wahrscheinlichkeit nach einen Adrenalinstoß verspüren – Sie bekommen Angst. Angst erzeugt oft Wortfindungsstörungen, sodass Sie den Einbrechern leider nicht sagen können, wo Sie Ihren Schmuck aufbewahren. Doch angenommen, einer der Diebe weiß nun, dass Endorphine anxiolytisch (angstlösend) wirken, und er hat erfahren, dass Schokolade einen Endorphin-Schub auslöst. Dann bräuchte er Sie doch nur mit vorgehaltener Waffe zu zwingen, ein Stück Schokolade zu essen, und schon wären Sie wieder angstfrei. Was würden Sie machen, wenn er das täte? Würden Sie die Herren Einbrecher darum bitten, Platz zu nehmen, derweil Sie ihnen einen Kaffee kochen, Häppchen anbieten und anschließend den Schmuck aus dem Safe holen? Quatsch! Sie würden nun erst recht anfangen, wie Espenlaub zu zittern.

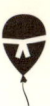

Es hat einen ganz anderen Grund, warum das Essen von Schokolade uns glücklich machen kann – und der liegt im Bereich der Psyche und nicht des Körpers:

Schokolade ist ein Symbol. Sie wurde im Laufe der Kindheit an Belohnung und Zuneigung gekoppelt. Kennen Sie irgendein Kind, das eine Fensterscheibe eingeworfen hat und zur Strafe eine Tafel Schokolade essen musste? Nein! Aber Sie kennen vermutlich eine ganze Reihe von Müttern, die sagten: „Du hast aber ein schönes Zeugnis bekommen, dafür bekommst du eine Tafel Schokolade.“

Verstehen Sie mich richtig: Natürlich schmeckt Schokolade den meisten Menschen, das liegt aber primär am Zucker und nicht am Kakao. Jedoch wird niemand mit Schokolade bestraft! Schokolade gibt's nur, wenn wir geliebt werden. Und genau das merkt sich unser Unterbewusstsein. Wenn wir uns mal wieder allein gelassen, überfordert und einsam fühlen, brauchen wir nur die uns schmeckende Schokolade zu essen – und schon erinnert sich unser Unterbewusstsein daran, wie sehr wir doch geliebt werden. Genau das ist es, was den Endorphin-Schub auslöst.

Endorphin bildet sich übrigens schon beim bloßen Geruch von Schokoladenaroma, also auch ohne Theobromin und Co. Der Londoner Neuropsychologe Neil Martin machte im Jahr 1997 in einem Experiment die Beobachtung, dass das Gehirn auf Schokoladenduft mit subjektiver Entspannung und Wohlgefühlen reagiert. Die Probanden saßen dabei in Räumen mit geruchsneutraler Luft und trugen Augenklappen und Ohrenschützer, sodass sie sich voll auf das Riechen konzentrieren konnten. Während sie verschiedene Aromen rochen, wurden ihre Gehirnaktivitäten gemessen. In dem Geruchsexperiment übertraf Schokoladenaroma in seiner Wirkung auf das Gehirn sogar den Geruch von fauligem Fleisch.

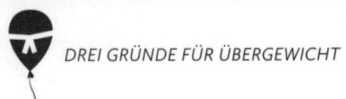

Daher kommt auch der sogenannte Kummerspeck: Er resultiert aus dem Essen von Schokolade, um sich ein Wohlgefühl zu verschaffen – und meist, um sich zu trösten.

Wir haben es „nur" mit einem Symbol zu tun. Nicht Zucker oder Kakao machen glücklich, sondern einzig das (auch unterbewusste) Wahrnehmen dieser Substanzen mit einer bestimmten Absicht.

Nahrung ist zu einem Symbol geworden. Ihr ganzes Leben lang haben Sie seit der Geburt immer wieder bestimmte Dinge mit der Aufnahme von Nahrung verknüpft. Wenn wir als Babys ein Problem haben, weinen wir. Nicht selten wurden wir bei dieser Gelegenheit einfach „gestillt", also gefüttert. Nahrung ist gleich Beruhigung, gleich Problemlösung, so lautet der kindliche Lernprozess, der noch heute bei Ihnen aktiv ist und Ihnen ein Appetitgefühl macht, wenn Sie ein Problem verspüren. Die ganze Kindheit über wird dieses Muster bei vielen Menschen bestätigt. Sie kennen mit Sicherheit eine Mutter, die einmal gesagt hat: „Kommt, Kinder, bei Tisch wird nicht gestritten. Jetzt esst erst mal in Ruhe." Oder: „Wenn du aufräumst, bekommst du später etwas Süßes!" Und Sie kennen bestimmt auch Großeltern, die sagten: „Schön, dass du mich besuchen kommst. Ich mache dir auch dein Lieblingsessen." Wir drücken unsere Zufriedenheit mit Nahrungsversorgung aus. Oder eben auch unsere Unzufriedenheit. Dann müssen Kinder eben auch mal ohne Abendessen ins Bett.

All solche Sachen denken sich Eltern aus, und Kinder merken sich das. Und dann kommt auch noch die Großmutter dazu und sagt: „Kind, iss schön auf, im Krieg hatten wir nichts zu essen." Die Oma weiß tatsächlich und aus eigener Erfahrung, was sie meint, wenn sie von Hunger spricht. Sie wahr-

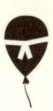

scheinlich nicht, doch Sie glauben ihr. Sie glauben, dass sie damit recht hat; man dürfe nichts auf dem Teller lassen. Wir Eltern sagen unseren Kindern ständig: „Komm, iss doch mal. Iss, damit du groß und stark wirst. Sei kein schlechter Esser." Doch zeigen Sie mir mal bitte ein Kind, das am gedeckten Tisch verhungert ist. Kinder achten selbst auf sich. Sie essen dann, wenn sie es brauchen; wenn sie nichts essen, brauchen sie auch nichts. Sie werden oft unterschätzt und bevormundet; man traut ihnen nicht zu, überhaupt lebensfähig zu sein. Jeder Mensch und jedes Tier entwickelt bei echtem Nährstoffmangel Appetenzen, das heißt ein echtes, nicht zu ersetzendes Verlangen nach Nährstoffen wie Mineralien, Vitaminen, Elektrolyten, Eiweißen und Energieträgern.

Es ist immer wieder ein Mangelempfinden, das dafür sorgt, dass wir übergewichtig werden. Begünstigt durch die Sorge um und das fehlende Vertrauen in uns selbst. Nur weil unsere Eltern keine schlechten Eltern sein wollten, uns jedoch einerseits vielleicht zu wenig Aufmerksamkeit schenkten, also emotional unterversorgten, andererseits bemutterten und bis heute noch glauben, man müsse täglich viel essen.

Das bedeutet: Wann immer Sie den Impuls haben, etwas zu essen, obwohl Ihr Körper das jetzt nicht braucht, wollen Sie gar nicht Ihren Körper ernähren, sondern Ihr Wohlbefinden. Hierfür brauchen Sie keine Nahrung, hierfür brauchen Sie ein Gefühl. Ein Gefühl wird nicht durch Substanzen erzeugt, sondern durch Gedanken.

Doch was tun Sie bislang, wenn Sie ein Mangelgefühl verspüren, obwohl Ihr Körper wohlgenährt ist? Sie essen etwas. Dabei trösten Sie sich, werden in Ruhe gelassen, belohnen sich, tun sich was Gutes – und schon werden Sie abgelenkt von dem, was Sie wirklich belastet. Damit sind Sie dann kein

Opfer mehr, sondern Täter – und das ist für die Psyche wesentlich komfortabler, denn ein Täter kann ja jederzeit damit aufhören, sich zu quälen – ein Opfer nicht. Sie schaffen ein neues Problem, um vom alten abzulenken. So brutal und einfach agiert unsere Psyche.

Beginnen Sie also einfach damit, Ihre tatsächlichen Probleme zu lösen. Das tun Sie nicht, indem Sie etwas essen. Lösen Sie Ihre Probleme, und hören Sie auf, stattdessen irgendetwas in Ihren Körper zu stecken, worüber Sie sich zwei Minuten später schon wieder ärgern. Nun denken Sie womöglich: „Oha, wie soll ich denn meine Probleme so einfach lösen?" Erinnern Sie sich bitte wieder an die beste der drei Möglichkeiten, auf Probleme zu reagieren: nicht Jammern (Defensive), nicht Fluchen (Offensive), sondern Verstehen und Akzeptieren des Problems, und zwar so lange, bis Sie dieses lösen können. Damit leiden Sie nicht länger, sondern können Ihre Grenzen durch Entwicklung weiter ausweiten.

Solange Sie primär wegen eines schönen Gefühls etwas essen, etwa, weil es besonders gut schmeckt oder das Candle-Light-Dinner so schön romantisch ist, versuchen Sie, sich daran zu klammern. Ihre Psyche sagt: „Halt es für immer fest!" Und Ihr armer Körper reagiert, als wäre er gemeint, und folgt diesem Befehl auf physiologischer Ebene: Er baut einfach Fettzellen auf.

Da das Essen nur eine unterbewusste Erinnerung wachruft und dadurch Ihren Appetit zum Verschwinden bringt, brauchen Sie sich nur ganz bewusst dieses Gefühls zu erinnern – und schon wird das Essen überflüssig. Wenn Sie dann essen, nehmen Sie nicht länger zu. Wenn Sie zudem auch noch verstehen, dass Ihre Speisen wirklich kein Problem lösen, sondern Sie nur durch das unterbewusste Aufrufen einer Erinne-

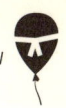

rung getröstet haben, so nehmen Sie ab. Lesen Sie dazu folgende Fallbeispiele:

Monika, eine attraktive und eigentlich zierliche Frau Ende dreißig, war nicht wirklich übergewichtig, hatte aber große Angst, zuzunehmen. Zu ihrem Leidwesen liebte sie Pizza. Ihr Heißhunger veranlasste sie oft, mehr der geliebten Speise zu essen, als ihr bekam, und so war sie nach dem Essen nicht nur total übersättigt, sondern auch voller Selbsthass. Nur mit Mühe brachte sie es fertig, sich nicht den Finger in den Hals zu stecken. Die berechtigte Angst vor Speiseröhrenkrebs hielt sie davon zurück. Bei der biografischen Analyse schilderte Monika, wie sie mit ihrem großen Bruder die Kindheit verbrachte. Die Eltern waren beide berufstätig, finanziell am unteren Limit und mit den Anforderungen des Elternseins offenbar völlig überlastet. Die Mutter pflegte, Eintöpfe zu kochen, die sich die Kinder nach der Schule selbst aufwärmten. Waren die Eltern zu Hause, gab es oft Streit wegen Nichtigkeiten. Zunehmende Unzufriedenheit beherrschte die Atmosphäre des Elternhauses. Auf meine Frage hin, warum sie Pizza so liebte, fiel Monika zunächst nichts ein. Sie suchte verzweifelt in ihrer Erinnerung nach einer Begründung. Auf meine ermutigende Frage hin, mir genau das zu schildern, was ihr gerade durch den Kopf ging, sagte sie „Azzurro". Der Schlager von Adriano Celentano. Und dann schossen ihr die Tränen in die Augen, und sie weinte fast unaufhörlich. Als sie sich wieder etwas beruhigt hatte, erzählte sie mir vom Italienurlaub, den sie als Siebenjährige mit den Eltern verbrachte. Dieser war nicht nur purer Luxus, sondern auch eine Zeit der familiären Harmonie. Sie erinnerte sich genau, dass ihr Vater nicht nur zwei Wochen lang fast tiefenentspannt, sondern auch gut gelaunt und spendabel war. Begleitet von italienischer Musik genoss man Eis – und Pizza! Das war es also! Pizza bedeutet für Monika: Die Welt ist in Ordnung. Es gibt Geld, Zeit und Liebe! Der aktuelle Trigger für ihren Pizzahunger war ein unzufriedener Partner als Mustervertreter für den Vater. Sie sehnte sich nach dem „gut gelaunten Vater der Urlaubszeit".

So einfach können die Dinge sein, wie auch ein anderes Beispiel zeigt:

Die 50-jährige Büroangestellte Margot K. kam auf Empfehlung einer Freundin und wollte einige Kilogramm abnehmen. Sie wirkte auf den ersten Blick leicht trotzig, als sie damals zu mir in die Praxis kam. Ich erinnere mich an ihr äußeres Erscheinungsbild: unauffällige Garderobe, durchaus bürgerlich, aber irgendwie nicht besonders „brav". Die Augen machten einen wachsamen Eindruck, und aufgrund der Hautfältchen ließ sich ablesen, dass diese Augen oft zu schmalen Schlitzen zusammengezogen wurden. Der Blick verriet Skepsis, Kontrolle und Widerstandsbereitschaft. Hose und Bluse wirkten etwas neutral bis burschikos. Ein weiteres Indiz dafür, dass Femininität (also Eigenschaften, die dem Yin-Pol zugesprochen werden: Passivität, Empathie, Emotionalität und mehr) von ihr offenbar nicht als große Stärke, sondern eher als zu vernachlässigende Eigenschaft empfunden wurde. Man brauchte kein Tiefenpsychologe zu sein, um wahrzunehmen: Diese Frau hatte in der Kindheit kein ausgeprägtes weibliches Vorbild.

Bei einer anfänglichen Befragung zu ihrer Biografie stellte sich dann auch schnell heraus, dass Margots Mutter zum eher spießbürgerlichen, kontrollierten und ängstlichen Menschentypus gehörte. Sie hatte ihre Tochter mit Erziehungsregeln

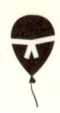

überzogen, wo sie nur konnte. Der Vater hingegen erschien dem Mädchen etwas liberaler, allerdings auch weniger präsent. Ihren Job im Büro mochte sie zwar, litt aber unter einem Vorgesetzten, der offenbar glaubte, nach alt-herrschaftlicher Manier dominieren zu können. Änderungen im Arbeitsablauf wurden bei ihm ohne Absprachen durchgeführt. Was der Chef sich in den Kopf setzte, musste unverzüglich umgesetzt werden. Der Mann war für Margot Stress pur.

Margot vermutete, ihr Übergewicht rühre vor allem daher, dass sie nach der Arbeit im Büro zu Hause unbändigen Appetit verspürte und hemmungslos aß. Auf meine Frage hin, welche Speisen bei Margot ganz oben auf der Lieblingsliste stünden, sagte sie, ohne zu zögern: „Käse. Käse am Stück, Käsebrote und all so etwas." Ich fragte weiter: „Warum Käse?" Ihre Antwort kam prompt: „Na, weil er gut schmeckt." „Nein!", entgegnete ich. „Käse kann nicht gut schmecken. Ich kenne jemanden, der würde niemals Käse essen. Viele Hundert Millionen Chinesen mögen ebenso keinen Käse. Wenn Käse selbst tatsächlich wohlschmeckend wäre, müssten alle Menschen auf der ganzen Welt positiv darauf reagieren, wie etwa auf Glukose." Natürlich wusste ich, dass diese ungewöhnliche Erklärung sie verblüffen würde, aber da erkenntnisorientiertes Coaching auf eine große emotionale Eindruckstiefe angewiesen ist, um Verhaltensänderungen zu bewirken, wollte ich eine erhöhte Aufmerksamkeitsbereitschaft bei ihr erzeugen. Außerdem müssen wir, wenn wir wirklich wissenschaftlich arbeiten wollen, Ursachen und Wirkungen gründlich hinsichtlich Kausalität überprüfen. Ich fuhr fort: „Ihnen schmeckt der Käse also. Warum? Welche positiven Erlebnisse haben Sie in der Kindheit in Zusammenhang mit Käse gehabt?" Margot dachte nach. Plötzlich kam ihr eine deutliche Erinnerung in den Sinn: „Als ich vier oder fünf Jahre alt war, hatten wir in der Nachbarschaft so eine Art fahrenden Lumpensammler. Er sammelte Sperrmüll, bereitete alte Möbel wieder auf und verkaufte diese für wenig Geld. Wenn er am Nachmittag von seiner Tour wieder heimkam, schenkte er mir oft seine übrig gebliebenen belegten Käsebrote. Meine Mutter war immer strikt dagegen und verbot mir, die Brote anzunehmen." Damit war klar: Käsebrote trugen die Botschaft einer konspirativen Solidaritätsbekundung. Sie waren ein Symbol für den heimlichen Widerstand gegen mütterliche Bevormundung, gemeinsam mit einem oppositionellen Verbündeten. Der Grund, warum Margot nach der Büroarbeit einen solchen Appetit auf Käsebrote bekam, lag in der empfundenen Bevormundung durch ihren Chef. Das Gegenmittel zu diesem Gefühl war die unterbewusste Erinnerung an den heimlichen Verbündeten aus der Kindheit. Mit jedem Biss ins Käsebrot empfand sie ein innerliches: „Ätsch, Mama! Du kannst nicht über mich bestimmen!" Der Bürochef wurde als Autoritätsperson einfach nur zu einem unterbewussten Mustervertreter der mütterlichen Autorität.

Das Zunehmen geschah darüber, dieses beim Essen erinnerte Gefühl von Freiheit festhalten zu wollen. Leider wusste der Körper nicht, dass nicht der Käse selbst gemeint war, sondern nur das an ihn geknüpfte Gefühl.

Noch einmal in aller Deutlichkeit: Es sind die positive Symbolbedeutung bestimmter Speisen und der gleichzeitig fehlende emotionale Ausgleich, die einen Menschen zunehmen lassen.

Wer Nahrung als Anti-Stress-Mittel missbraucht und dies als einzige verfügbare Stresslösung empfindet, nimmt zu. Wer isst, um sich zu ernähren, bleibt schlank. Wenn nach dem Essen Schuld-, Scham- oder Angstgefühle auftreten, nimmt

man ebenso zu. Ein echtes Überflussgefühl dagegen macht schlank – wie bei einer Diät. Damit sei übrigens noch einmal betont, dass Geschmack Interpretationssache ist. Kinder, die keinen Spinat mögen, spüren den Stress durch die Bevormundung. Hierdurch wird der Geschmack des Spinates negativ interpretiert. Umgekehrt geht es genauso: Kennen Sie „Surströmming"? Das ist eine schwedische Delikatesse, eine fermentierte Fischkonserve. „Fermentiert" heißt hier verfault, ohne dabei giftig zu sein. Die härtesten Kerle unter der Sonne erbrechen im Schwall bereits beim Öffnen der vom Faulgas ausgebeulten Dose. Dennoch können alle Alarmsysteme des Riechhirns, unserer Gesundheitspolizei im Kopf, ausgeschaltet werden, weil es einfach cool ist, etwas zu essen, wovon andere lieber die Finger lassen. Eine Zigarette funktioniert übrigens nach dem gleichen Prinzip. „Nur die Harten kommen in den Garten", und wer es schafft, dazuzugehören, fühlt sich prima und überträgt dieses Gefühl auf den Transporter. Ob Zigaretten, Faulfisch oder extrem scharfe Speisen mit über einer Million Scoville (das ist die Maßeinheit für Schärfegrade. Zum Vergleich: Tabasco-Soße hat 2500 Scoville): Gut ist, womit man sich gut fühlt.

Essen Sie mit dem primären Gefühl, dass das für Ihren Körper gesund ist, was Sie zu sich nehmen, dann gibt es keinen Fettaufbau. Und damit kommen wir nun zum hartnäckigsten und schlimmsten Grund für das Übergewicht:

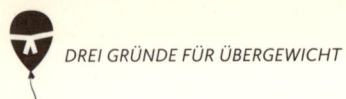
Grund Nr. 3: Der psychische Vorteil des Übergewichts

Es kann gut sein, dass das Übergewicht einen Nutzen für Sie hat. Egal, wie sehr Sie unter den Pfunden leiden, Sie bringen Ihnen einen derart großen Vorteil, dass Sie lieber dick sind, als darauf zu verzichten. Je übergewichtiger Sie sind, desto größer ist der Anteil dieses dritten Grundes.

Sechs Typen des Übergewichtigen

Um das Ganze verständlich zu halten, habe ich ganz plakativ sechs Typen von Übergewichtigen kategorisiert. Selbstverständlich gibt es oftmals mehrere Aspekte, die sich wiederfinden lassen, sodass Mischtypen entstehen. Diese Typisierung soll nicht dazu dienen, jemanden in eine „Schublade zu stecken", sondern um Ihnen zu verdeutlichen, wie man die hinter dem Übergewicht stehende Angst am besten fassen kann.

1. Der lustige Spaßmacher

Diesen Typus finden Sie bei vielen Comedians. Heinz Erhard und Oliver Hardy gehörten ebenso dazu wie auch heutzutage Axel Stein oder Markus Maria Profitlich. Das sind die Menschen, die mit ihrer humoristischen Ausstrahlung vermeiden, allzu ernst genommen zu werden.

→ Erscheinung: Lachfalten, Augenform eher rund als schmal
→ Funktion: Schutz vor Überforderung durch ein nicht sehr ernsthaftes, etwas lächerlich wirkendes Äußeres
→ Ursache: schlechte Erfahrung mit dem Erwachsensein, meist gepaart mit kontinuierlichen Erfolgserlebnissen

durch amüsante Unterhaltung; zu hoher Erwartungsdruck in der Kindheit

→ Lösung: zu seinen Schwächen stehen, sich bewusst machen, dass ein Erwachsener die Freiheit hat, nicht erwachsen sein zu müssen

2. Der wichtige Chef

Den (ge-)wichtigen Chef-Typus finden wir beispielsweise bei Altkanzler Helmut Kohl. Selbst wenn er damals noch 20 Kilogramm mehr auf den Rippen gehabt hätte, würde dies dessen Ausstrahlung noch unterstützen. Als Zweitgeborener hat er möglicherweise die Erfahrung gemacht, dass er „der Kleine" der Familie ist. Dies zu überwinden, war der Steuerungsbefehl an seinen Körper; die Folge ist ein deutliches Übergewicht. Auch trifft man oft auf diesen Typus bei mittelständischen Unternehmern, die sich mühsam ihren Erfolg erarbeitet haben.

→ Erscheinung: einschüchternd, massiv, ernst

→ Funktion: nicht unterschätzt werden, Schutz vor Kontrollverlust

→ Ursache: Erfahrung mit Herabwürdigung und Machtlosigkeit

→ Lösung: Rückbesinnung auf das Erreichte und Anerkennung der Überlegenheit anderer

3. Das niedliche Baby

Rosige Bäckchen, die vor lauter Fett die unteren Augenlider zudrücken. Kurze Haare, generell ein sexuell reizloses Äußeres. Missbrauchsopfer sehen oft so aus, aber auch Erstgeborene, die ein Defizit an frühkindlicher Aufmerksamkeit erlitten haben. Generell finden wir diesen Typus bei Menschen, die einen deutlichen Nachteil im Erwachsensein vermuten – mit besonderer Betonung auf dem als negativ empfundenen sexuellen Aspekt. Auch „Spaßmacher" zeigen oft Anteile von diesem Typus. Eine Sonderform, die zwar ebenso signalisiert, dass man Überforderung und Ablehnung fürchtet, die aber nicht unbedingt eines Übergewichtes bedarf, ist das *liebe Kind* bzw. die *liebe Mutti*/der *liebe Vati.* Dieses Erscheinungsbild finden wir in der Bevölkerung sehr häufig, doch sind weiche Gesichtszüge, helle Stimme und lauer Händedruck auch ohne Speckwangen hinreichend, um Schutzbedürftigkeit anzuzeigen.

→ Erscheinung: infantil, hilflos, auch stoisch
→ Funktion: Schutz vor Reifeerwartung
→ Ursache: frühkindlicher sexueller Missbrauch oder frühkindliches Aufmerksamkeitsdefizit, erlittene Überforderung oder Bevormundung in großem Ausmaß
→ Lösung: Vergangenheitsbewältigung (Therapieempfehlung!)

4. Der Wohlhabende

Hier wird unterbewusst besonders betont, dass man etwas erreicht hat. Übergewicht bedeutet dem Wohlhabenden „Versorgtheit", „Fülle" und damit auch „sozialer Erfolg". Wer echte Armut und echten Hunger erfahren hat, wird sich hier wiederfinden. Buddha hat, wie es bei Hermann Hesse heißt, in seiner Jugend die sich alle Genüsse versagenden Asketen kennengelernt und sich gegen diese Daseinsform entschieden, und viele unserer heutigen Rentner haben im Krieg noch echte Entbehrungen erlitten. Der unterbewusste Befehl lautet: „Nie wieder Wohlstandsmangel." Deshalb neigen unsere

deutschen Rentner auch im Alter eher zu Übergewicht: Die oft knappe Rente wird als eine äußere Begrenzung empfunden. Ergo: „Spare in der Zeit, so hast du in der Not." So viel zur Behauptung, das Übergewicht läge am Alter.

→ Erscheinung: meist gepflegt, ernst, oft zusammen mit notorischer Sparsamkeit (Geiz)
→ Funktion: Bevorratung mit vermeintlich Lebenswichtigem
→ Ursache: erlittener Mangel an Versorgung
→ Lösung: Reflexion der Ursache, Vertrauen in die eigenen Lebensumstände

5. Der Unberührbare

So brutal das klingen mag, aber hier versteckt sich ein Mensch hinter einem scheinbar starken (und nicht mit den Maßstäben einer Modelagentur zu bewertenden) Körper. Sie finden dieses Erscheinungsbild bei massivem sexuellem Missbrauch oder bei schwerwiegender seelischer, meist aber körperlicher Misshandlung. Bei Männern finden wir diesen Typus etwa beim bierbäuchigen Biker oder bei Ringern. Auch Trotzköpfe, die es als Schwächeeingeständnis werten, wenn sie aufgrund einer Bitte oder eines Ratschlages abnehmen, gehören in diese Kategorie.

→ Erscheinung: ausdruckslos, ernst
→ Funktion: Ausstrahlung von Unnahbarkeit und Unverletzlichkeit
→ Ursache: schwere selbstwertschädigende Traumatisierung, Angst vor Mangel an Kontrolle
→ Lösung: Vergangenheitsbewältigung (Therapieempfehlung!)

6. Der Perfektionist

Manchmal möchten Kunden mit meiner Hilfe fünf oder sechs Kilo abnehmen. Diese Menschen, die bei der Gewichtsangabe oftmals sogar die Kommastelle nennen, sind nicht *übergewichtig,* sondern *perfektionistisch.* Dahinter steht Angst vor Ablehnung (Mangel an Akzeptanz). Aus lauter Perfektionismus – meist die Folge einer Erziehung, die kleinste Fehler des Kindes sanktionierte – „behält" der Betroffene ein paar Fettpolster, um damit weitere Unzulänglichkeiten zu entschuldigen. Oftmals schimpfen die Perfektionisten auf ihren Körper und distanzieren sich somit von der Verantwortung für das Manko. Dies ist ein unterbewusster Trick, um zu signalisieren: „Ich wäre ja perfekt, wenn mein blöder Körper mir keinen Strich durch die Rechnung machte." Die Menschen dieses Typus „dürfen" gar nicht perfekt schlank sein, denn dies würde schließlich bedeuten, dass man tatsächlich in jeder Hinsicht Perfektion vom Betroffenen erwarten könnte; deshalb hält sich auch der lächerliche Anteil von ein paar Kilogramm Speck so hartnäckig. Bei Bulimikern, den „Ess-Brech-Süchtigen", finden wir übrigens ein verwandtes Muster: Gefallen wollen um jeden Preis, ist der pathologische Hauptaspekt.

→ Erscheinung: streng, kontrolliert, oft gefühlskalt
→ Funktion: Alibi für Unzulänglichkeiten
→ Ursache: Erziehungsdruck, Angst vor Ablehnung und Misserfolg
→ Lösung: erkennen, dass ein Mensch nur dann perfekt ist, wenn er den Mut hat, Fehler zu machen (um zu lernen)

Falls Sie von Übergewicht betroffen sind, denken Sie nun bitte einmal über sich selbst nach: Zu welchem Typ gehören Sie am ehesten? Wie wirken Sie selbst auf andere Menschen? Erfolgreich, sexy und selbstsicher? Oder eher überfreundlich, unat-

traktiv oder etwas hilflos? Vielleicht fühlen Sie sich oft über-fordert? Mit dem Übergewicht haben Sie eine perfekte Ausrede, warum Sie manchmal nicht so leistungsfähig sind. Die meisten Menschen setzen „dick" mit „dumm" gleich. Aber auch das Gegenteil kann sein: Vielleicht fühlen Sie sich schwach und minderwertig und machen sich durch das Über-gewicht „gewichtiger". Sie werden womöglich für groß und stark gehalten, obwohl Sie es eigentlich gar nicht sind. Den-ken Sie etwa an den Typus vom „dicken Chef". Körperfülle plus autoritäres Gehabe signalisiert uns Macht. Wirken Sie einschüchternd oder gar ignorant?

Viele glauben zudem, Übergewicht mache sexuell unat-traktiv. Missbrauchsopfer schützen sich oft – ganz unterbe-wusst – vor befürchtetem erneutem Missbrauch, indem sie einfach übermäßig dick werden und damit glauben, keiner käme mehr auf dumme Gedanken (so hoffen die Betroffenen). Die unterbewusste Botschaft an die Mitmenschen lautet: „Ich will nicht beachtet werden, weil ich ein Geschlecht habe, son-dern weil ich ein Mensch bin! Nimm mich ernst und respek-tiere mich, denn ich bin mehr als nur mein Körper!" Wenn dieser Punkt Sie innerlich berührt, sollten Sie das therapeu-tisch aufarbeiten. Auch sexuelles Versagen bekommt so sein Alibi. „Ich bin nicht frigide, sondern nur zu dick", empfindet der sexuell überforderte Mensch. Das heißt für die eigene Psy-che: Nicht ich bin schuld am Versagen, sondern nur mein dummer, dicker Körper.

Sie müssen also dazu bereit sein, als schlanker Mensch auch anders wahrgenommen und anders behandelt zu wer-den. Dies erfordert die Erkenntnis, dass Sie für sich und Ihren Körper die Verantwortung tragen – ob Sie sich dessen bewusst sind oder nicht. Verantwortungsbewusstsein verringert Angst, ohne Angst kein Übergewicht.

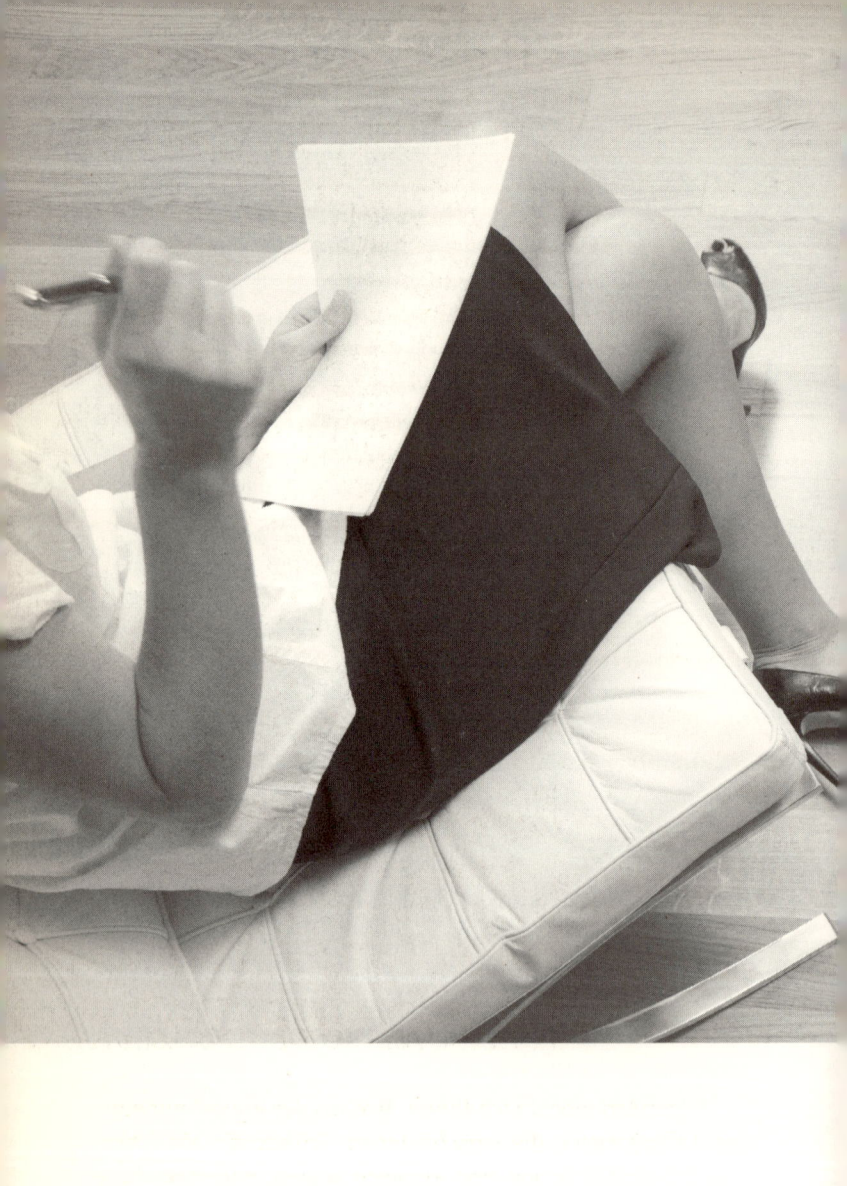

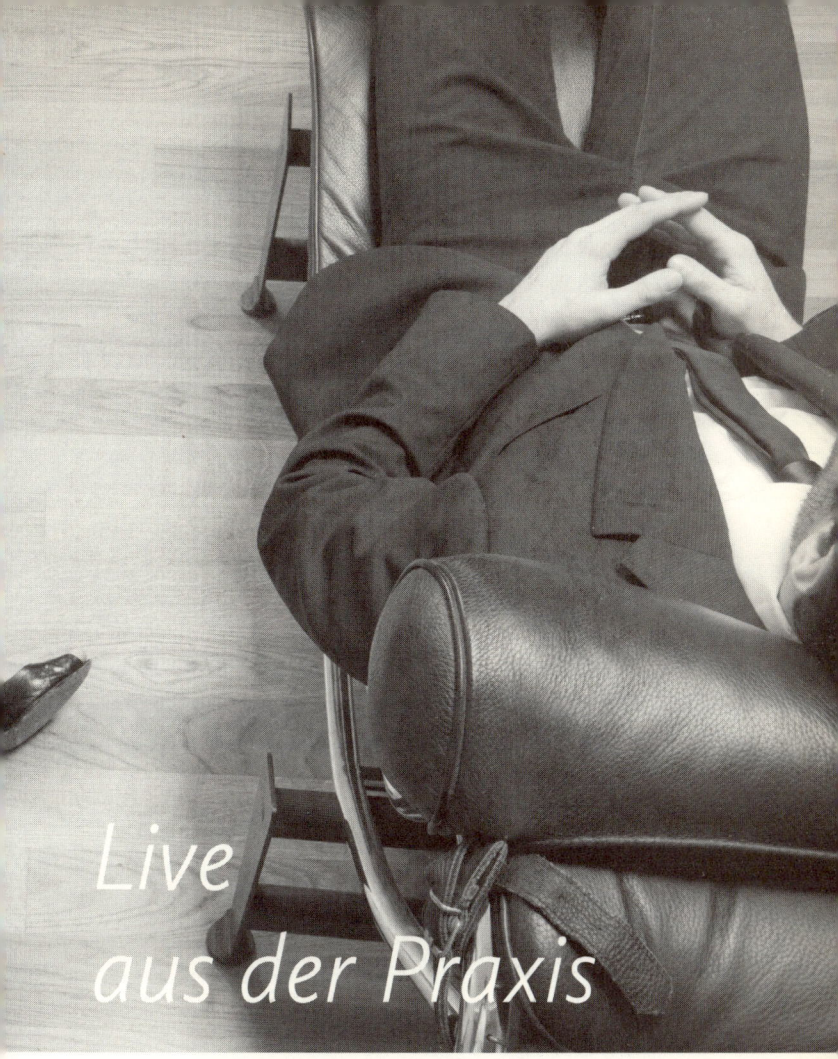

Live
aus der Praxis

Im Folgenden möchte ich Ihnen „live aus der Praxis" mit einigen Fallbeispielen die verschiedenen Gründe für ein Übergewicht verdeutlichen und zugleich zeigen, wie man diese Gründe angeht und auflöst. Zum Verständnis: *Jeder* der drei Gründe trifft auf einen übergewichtigen Menschen zu, es liegen *immer* falsche Glaubenssätze, falsche Ernährungsmotive

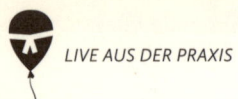

und ein Vorteil durch das Übergewicht vor, doch meist dominiert einer der Gründe. Beginnen wir mit Grund Nr. 1.

Beispiele für Grund Nr. 1

Dick durch „positives Denken"

Eva, eine Studentin aus einem Coaching-Seminar, erzählte mir vor vielen Jahren, dass sie sich seit ewigen Zeiten mit ihrem Übergewicht herumgequält hatte. Dann versuchte sie es schließlich nach zahllosen Diäten und Jo-Jo-Effekten mit dem sogenannten positiven Denken nach Dr. Joseph Murphy. Sie stellte sich jeden Morgen vor ihren Spiegel, betrachtete ihren fülligen Körper und sagte laut zu sich selbst: „Ich bin gesund, attraktiv und schlank." Dr. Murphys Theorie nach wird sich nun die körperliche Erscheinungsform nach dieser Affirmation ausrichten. Das stimmt tatsächlich, aber natürlich nur, wenn man diese Affirmation auch für plausibel hält. Unser Unterbewusstsein lässt sich nicht zum Narren halten. Meine arme Bekannte wurde im Laufe der Monate immer übergewichtiger, weil sie sich jeden Morgen faktisch sagte, sie wäre zu dick – denn anderenfalls hätte sie sich ja nicht täglich vor den Spiegel stellen müssen und gebetsmühlenartig zu wiederholen, sie wäre schlank. Also Vorsicht mit dem, was Sie wirklich glauben – es wird Realität. Immer! Rhonda Byrne hat in ihrem Bestseller „The Secret – Das Geheimnis" (Goldmann, München 2007) einmal allgemein verständlich zusammengefasst, wie sich unsere Realität nach unserem Glauben formt. Als ich Eva ihren Fehler erklärte, schlug sie sich mit der Hand vor die Stirn und sagte: „Stimmt, denn als ich endlich damit aufhörte, mich vor den Spiegel zu stellen, nahm ich sehr schnell ab."

Ich höre auch häufiger von Kunden: „Ja, Herr Winter, aber wenn ich mir nun immer sage, ich könne Schokolade ruhig essen, dann glaube ich trotzdem nicht, dass ich davon abnehme." Ich entgegne dann immer: „Nein, Sie persönlich werden davon wahrscheinlich zunehmen." Sie sollen sich das *nicht einreden,* dass Schokolade nicht dick macht, Sie müssen es verstehen. Und wenn Sie dann Schokolade essen, müssen Sie glauben, dass dies auch noch *gut für Ihren Körper* ist. So funktioniert der Diät-Vorschlag von Buchautor Dr. Detlef Pape. Er empfiehlt, morgens sechs Schokobrötchen zu essen. Nun, wenn Sie das tun, werden Sie weder ein schönes Gefühl beim Essen haben (denn dieses ist nach einigen Tagen passé), noch werden Sie Angst vor Mangel haben, denn Sie sollen ja essen. Der Glaube an die Diät tut sein Übriges, um dem Körper das Abnehmen zu ermöglichen. Damit soll hier noch einmal deutlich werden, dass Sie mit Ihren falschen Glaubenssätzen gründlich aufräumen müssen, sonst geht es Ihnen wie Greta aus dem folgenden Beispiel.

Rad fahren und zunehmen

Greta war keine Stubenhockerin. „Immer in Bewegung und immer was zu tun", lautete die Devise der Mittfünfzigerin. Nach eigenen Angaben sollten bei ihr etwa sieben Kilogramm verschwinden. Damit entspricht sie dem Typus des „Perfektionisten", denn sieben Kilogramm Übergewicht sind weder ein ästhetisches noch ein gesundheitliches Manko bei 1,69 Metern Größe. Eines Tages machte sie mit ihren Freunden eine dreitägige Radtour. Die gefahrene Strecke betrug im

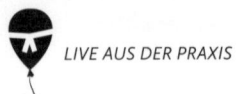
Durchschnitt 40 Kilometer pro Tag. Derweil die meisten Teilnehmer in den Pausen ordentlich Kalorien nachtankten – es gab Frikadellen, Hähnchenkeulen, Käsebrote und täglich Restaurantbesuche –, hielt sich Greta an ein striktes Körnerbrot- und Gemüseprogramm. Sie wollte endlich die Chance nutzen und ihren Pfunden zu Leibe rücken. Doch nach der Radtour, zu Beginn der neuen Woche, hatte Greta sage und schreibe vier Kilogramm mehr auf der Waage; sie begann vor lauter Frust fast zu weinen.

Es war die Angst vor Mangel, die dafür sorgte, dass nichts verloren ging. Ein Mangelempfinden bei jeder asketischen Mahlzeit schüttete offenbar derart viele chemische Stoffe in ihrem Körper aus, dass dieser alles an Wasser und Kohlenstoff, was er bekam, zu Fett umbaute. Auf meine Nachfrage fiel ihr auf, dass sie relativ wenig ausgeschieden hatte. Weder das Argument, sie hätte vielleicht durch Verstopfung einfach mehr auf die Waage gebracht, noch die Vermutung, sie hätte durch die enorme sportliche Betätigung zusätzliche Muskelmasse aufgebaut, ist haltbar, denn sie wurde die vier Kilogramm auch in der Folgezeit nicht los, und die anderen Teilnehmer der Radtour hatten nach eigenen Angaben allesamt abgenommen.

Beispiele für Grund Nr. 2

Übergewicht, weil der Bruder starb

Die 60-jährige Karin kam zu mir zur Gewichtsreduktion. Eine Größe von 1,68 Meter und ein Gewicht von 94 Kilogramm bedeuteten, dass sie etwa 30 Kilo abnehmen sollte. Keine große

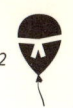

Sache mit dem richtigen „Werkzeug", dachte ich. Es sollte dann doch etwas komplizierter werden, denn Karin aß offenbar nicht, um sich bei Kummer zu trösten, nicht, um endlich einmal in Ruhe gelassen zu werden, nicht, um sich für ihre Anstrengungen zu belohnen – Karin aß nachts im Schlaf! Fast jede Nacht stand sie auf, ging zum Kühlschrank und bediente sich reichlich. Erst am nächsten Morgen entdeckte sie fassungslos, dass sie offenbar wieder „zugeschlagen" hatte.

Ihren eigenen Angaben nach war sie in recht sicheren und relativ wohlhabenden Verhältnissen aufgewachsen. Ihre Eltern empfand sie als angenehm und liberal. Ihre Ehe beschrieb sie als relativ harmonisch. Karin war ihrer Erscheinung nach eine intelligente und verantwortungsbewusste Frau. Trotzdem trug sie ein auffällig starkes Übergewicht (was immer ein deutliches Zeichen für erlebte Gefahr ist!) – und das schon seit etwa zwölf Jahren. Karin entsprach einem Mischtypus aus „Perfektionistin" und „Unberührbarer".

In der Beratungssitzung, in der ich unter anderem mit frei assoziativem Bilderleben (nennen Sie es meinetwegen „Hypnose") arbeite, gab sie mir jedoch einen wichtigen Hinweis: Sie arbeitete im Bereich Forschung und Entwicklung eines Anlagenbauers und trug oft sehr viel Verantwortung für Menschen und teure Apparate. „Stress", so sagte sie, wäre der Grund für ihre nächtlichen Essattacken, denn sie versuchte immer, „zweihundertprozentig" zu sein.

Doch warum aß sie dann derart heimlich, dass sie es sogar vor ihrem eigenen Bewusstsein versteckte? Was verursachte ihr ein solch starkes Schuldgefühl?

Auf meine einkreisenden Fragen nach dem Schuldgefühl kam die zu erwartende Serie von „Weiß-ich-nicht-Antworten". „Weiß ich nicht", bedeutet aber in Hypnose immer: „Will ich nicht wissen." Indes liefen der armen Karin unentwegt die

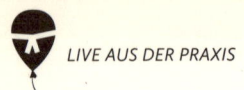

Tränen die Wangen herunter. Natürlich wusste ihr Unterbewusstsein längst, was da im Verborgenen lauerte. Bei der Aufforderung, einmal frei assoziativ zu beschreiben, welchen Gedanken sie jetzt gerade hatte, kam zögerlich: „Mein Bruder." Im Vorgespräch hatte Karin erzählt, dass sie einen jüngeren Bruder gehabt hatte, der allerdings schon mit Mitte dreißig an einer Herzkrankheit verstorben war.

Und damit kam die Auflösung.

Ich fragte: „Hatte Ihr Bruder diese Herzkrankheit schon als Kind gehabt?" – Antwort: „Ja."

Frage: „Mussten Sie als große Schwester oft auf ihn aufpassen?" – Antwort: „Ja, er war der Liebling der Familie, ich hatte die Verantwortung für ihn."

Frage: „Kann es sein, dass Sie sich Vorwürfe machen und sich schämen, weil es Ihnen immer gut ging, während Ihr kleiner Bruder krank war? Haben Sie das Gefühl, nicht genug aufgepasst zu haben, sodass er schließlich deshalb verstorben ist? Könnte das der Grund sein, warum Sie sich in Situationen, in denen Sie besonders gefordert sind, nicht trauen, sich zu belohnen, und Sie es deshalb heimlich tun?"

Nun, die Tränen liefen wie Bäche, doch der Bann war gebrochen. „Ja, das kann gut sein", kam die schluchzende Antwort. Das war auch der Grund für ihren übertriebenen Perfektionismus. Hier saß die unfassbare Angst, erneut zu versagen. Vor mehr als zwölf Jahren hatte Karin ein Projekt betreut, bei dem sie sich absolut überfordert gefühlt hatte – ab da hatte das heimliche, schuldbewusste Sich-durch-Essen-Trösten seinen Lauf genommen.

Die Erfahrung des Todes ist ein derart tief greifendes Erlebnis, welches die Psyche nicht einfach wegsteckt. Aus einem Schuldgefühl, für den Tod des Bruders verantwortlich zu sein, schämte Karin sich, es sich „gut gehen zu lassen".

Nun kann sie ruhig schlafen und isst tagsüber das, was sie für richtig hält. Ich sah Karin ein Jahr nach unserer Sitzung wieder, ihr ganzes Erscheinungsbild hatte sich verändert – sie war nicht nur wesentlich schlanker, sondern sah zudem auch jünger aus.

Essen als Liebesbeweis

Jakob hatte schon seit Jahrzehnten extremes Übergewicht. Der Mittfünfziger brachte bei einer Größe von 1.85 Meter stolze 145 Kilogramm auf die Waage. Für ein international tätiges Unternehmen arbeitete Jakob im Außendienst, er hatte sehr viel Verantwortung und traf sich regelmäßig mit Kunden. Er schob sein Übergewicht auf die ständigen Geschäftsessen, zu denen er sich verpflichtet fühlte. Wenn er, meist erst nach einigen Tagen, wieder zu Hause eintraf, begrüßte ihn seine (depressive) Frau Inge immer mit einem besonders guten Essen. Natürlich glaubte Jakob auch, dass er vom Essen dick wurde, doch stellte sich hier sofort die Frage: Warum aß er eigentlich, obwohl er abnehmen wollte? Eine kleine gedankliche Reise zurück in seine Kindheit brachte es an den Tag: Als Kind hatte er unter Rachitis gelitten, einer krankhaften Wachstumsstörung, die durch Vitamin-D-Mangel bedingt ist. Jakob erinnerte sich, wie er auf dem Schoß seiner Großmutter gesessen hatte, derweil diese ihn zwangsernährte. Er hatte keine Chance, das Essen zu verweigern. Hierdurch wurde der Junge darauf getrimmt, zu essen, wenn es andere von ihm verlangten.

Als diese Hintergründe nicht länger verborgen waren, schlug ich Jakob vor, er möge seiner Frau eine andere Möglichkeit zeigen, ihm ihre Liebe zu beweisen. Er sollte ja nicht in Zugzwang geraten, die Mahlzeit nur deshalb annehmen zu

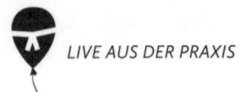

müssen, um sie vor einer erneuten Depression zu bewahren. Bei einem zweiten Termin, zu welchem er schon deutlich schlanker erschien, berichtete er davon, dass er nun bei Geschäftsessen ganz bewusst als Geste mitaß und seiner Frau daheim per Telefon vorher mitteilte, ob er speisen wollte oder nicht. Die Angst vor einem Mangel an Zuneigung war aufgelöst. Vier bis fünf Kilogramm Gewichtsverlust pro Woche waren seine Anfangsbilanz.

Beispiele für Grund Nr. 3

Fett als Schutz gegen Ertrinken

Dieses Fallbeispiel führe ich oft in meinen Vorträgen an, weil es einfach sehr deutlich und verblüffend zeigt, welch ungeahnter Vorteil hinter einem Übergewicht stecken kann:

Die 41-jährige Jutta hatte, als sie mich im November 2002 aufsuchte, über 40 Kilogramm Übergewicht, die sich hartnäckig hielten. Sie entsprach dem Typus des „niedlichen Babys". Jutta hatte von mir durch eine Nachbarin gehört, die nach meiner Beratung 16 Kilogramm abgenommen hatte, und wollte es nun auch damit versuchen. Ich setzte für die komplette Beratung drei Termine an, um nichts dem Zufall zu überlassen. Beim ersten Termin klärte ich mit ihr vor allem ihre falschen Glaubenssätze, denn Jutta war überzeugt, dass ihr Übergewicht vom Essen kam. Am Schluss bat ich sie, sich einmal vorzustellen, wie sie denn aussähe, wenn sie in einem halben Jahr, im Sommer, schlank wäre und im Urlaub am Strand entlangspazieren würde. Dieses psychologische Element nennt man „Future-Pace"; es bewirkt, dass man durch

Visualisierung seines Ziels dieses in der Zukunft unterbewusst ansteuert.

Nach vier Wochen trafen wir uns wieder. Es ging ihr nach eigenen Angaben gut, und sie war stolz darauf, bereits vier Kilogramm abgenommen zu haben. Nun weiß ich aus der praktischen Erfahrung, dass vier Kilogramm Gewichtsverlust in vier Wochen bei einem solch massiven Startgewicht eigentlich verdächtig wenig ist, und so wiederholte ich vorsichtshalber die wichtigsten Elemente des Ansatzes. Nach weiteren sechs Wochen trafen wir uns zum dritten Termin, bei dem Jutta anmerkte, sie fühle sich zwar sehr wohl, hätte aber nicht weiter abgenommen. Nach zwei Terminen geballter Aufklärung kein befriedigendes Resultat beim Abnehmen? Das erschien mir ungewöhnlich! Also beschloss ich, bei ihr eine tiefenpsychologische Analyse vorzunehmen. Diese sollte dann endlich den Durchbruch bringen. Ich fragte Jutta, ab wann genau sie denn übergewichtig geworden sei. Ihre Antwort war: „So mit fünf war ich noch nicht pummelig!" Aha, dachte ich und fragte, was denn wohl danach passiert sei. Es gibt für Übergewicht immer einen traumatischen Auslöser. Mit dem Verfahren des frei assoziativen Bilderlebens (einem wichtigen Bestandteil einer diagnostischen Hypnose) bekamen wir heraus, dass die kleine Jutta mit sechs Jahren im Freibad von ihrer großen Schwester zum Spaß ständig untergetaucht worden war. Völlig der Willkür der Schwester ausgeliefert, machte die Kleine eine weitreichende Machtlosigkeitserfahrung, vor der sie sich künftig zu schützen trachtete. Sowie der Frau diese Erinnerung hochkam, liefen ihr die Tränen, als sei das Ereignis gerade in diesem Augenblick geschehen.

Mit einem Schlag wurde mir klar, warum Jutta so hartnäckig an ihren Pfunden festhielt. Bei dem „Blick in die schlanke Zukunft", dem Future-Pace im ersten Termin, hatte ich sie

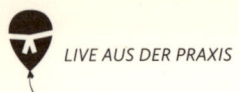

aufgefordert, sich selbst an einem Badestrand vorzustellen. Baden bedeutete für Jutta aber unterbewusst „Lebensgefahr". Ich wandte mich an meine Klientin und sagte: „Es ist doch klar, dass Sie nicht abnehmen wollen, denn mit 40 Kilogramm Übergewicht kann niemand von Ihnen verlangen, dass Sie einen Badeanzug anziehen, geschweige denn ins Wasser gehen. Sie schützen sich vor erlittener Lebensgefahr!" Plötzlich lachte Jutta befreit und sagte: „Ja, da haben Sie allerdings recht, Herr Winter. Alle wollten mich immer zum Schwimmen überreden. Ich werde denen einfach sagen, dass ich nicht ins Wasser möchte." „Oder Sie werden sich bewusst, dass heutzutage, in Ihrem erwachsenen Umfeld, wahrscheinlich kein Mensch mehr Spaß daran hat, Sie unterzutauchen", ergänzte ich. „Ja, oder so", entgegnete Jutta mit dem Staunen der Erkenntnis in der Stimme.

Nun wird auch deutlich, warum sie dem Typus „niedliches Baby" entsprach: „Tu mir nichts, ich bin doch ganz hilflos", lautete die Botschaft an ihre Mitmenschen.

Der Vorteil, den sie von ihrem Übergewicht hatte, lag sehr verborgen unter den falschen Glaubenssätzen. Angst vor Kontrollverlust hieß die Notbremse, die Jutta gezogen hatte.

Alexandra wollte Alexander sein

Dass nicht nur böse, ungerechte und strenge Eltern uns das Leben schwer machen können, sondern auch liebevolle Einflussnahme von ganz bemühten Eltern lebenslanges Unglück vorprogrammieren kann, zeigt das folgende Beispiel. Darin hatte eine junge Frau nicht nur Übergewicht, sondern sie war zudem trotz ihrer Attraktivität und Sozialkompetenz mit vierzig noch partnerlos.

Alexandra wuchs als einziges Kind liebevoller Eltern auf. Eigentlich hatte sich der Vater stets einen Jungen gewünscht, aber getreu der Devise: „Man nimmt, was man kriegen kann", erklärte er sein kleines Töchterchen kurzerhand zu seinem Liebling und verbrachte möglichst viel Zeit mit ihr. Vor allem die körperliche Ertüchtigung lag ihm am Herzen, und so tollte er viel mit der Kleinen herum, kletterte und spielte mit ihr oft Fußball. Im Alter von acht Jahren war Alexandra so gut im Fußballspielen, dass sie oft mit wesentlich älteren Jungen auf dem Rasen stand und durch ihr Talent beeindruckte. Mit zunehmendem Alter bestimmten auch recht gehaltvolle Gespräche mit dem gebildeten Vater den Tagesverlauf.

Die Jahre vergingen, aus der kleinen Tochter wurde eine große. Im Analysegespräch reflektierte sie, dass sie sich nie wirklich von ihrem liebevollen, mittlerweile verstorbenen Vater innerlich „abgenabelt" hatte. Und hier schlägt Grund drei zu: Mit einem Übergewicht signalisierte Alexandra jedem Mann in ihrem Umfeld: „Beachte mich als Mensch – und nicht als Frau." Sie vernichtete einen Teil ihrer femininen Attraktivität, um deutlich zu zeigen, dass sie mehr zu bieten hatte, als „nur eine Frau" zu sein. Diese Grundeinstellung erklärte auch, warum sie partnerlos war: Jeder potenzielle Partner wurde an derselben Messlatte gemessen wie der eigene Vater. Wer diesen unterbewussten „Test" nicht bestand, war als Mann für sie untauglich.

Dieses Muster finden wir übrigens vermehrt bei Missbrauchsopfern, die sexuelle Übergriffe in der Kindheit erlitten haben. Die Botschaft des Übergewichtes lautet: „Ich bin gar keine hübsche Frau, also brauchst du dich gar nicht für meinen Körper zu interessieren." Die Angst vor Kontrollverlust schafft ein unansehnliches Fettpolster, meist in den Regionen, die ge-

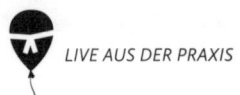

schützt werden sollen (Gesicht und Beckenbereich), und schützt damit vor erneutem Übergriff – nicht besonders zuverlässig allerdings, da sich ein Sexualtäter vermutlich nicht von Übergewicht abschrecken lässt, sondern gerade den Anschein des Kontrollverlustes seines Opfers zur Stimulation braucht.

Dass Probleme bei der Sexualität oftmals zu Übergewicht führen, zeigt auch das letzte Fallbeispiel:

Lieber Diabetiker als Sexversager

Dieter, ein netter Kerl von 42 Jahren, seit Jahren alleinstehend, mit 25 Kilogramm Übergewicht und vom Typus her der „Spaßmacher", kam in die Praxis und wollte zehn Kilogramm abnehmen. Nur zehn Kilogramm, wenn er doch genauso gut 25 Kilogramm abnehmen könnte?, dachte ich – da war doch schon etwas Verdächtiges dran. Ich begann bei ihm mit meiner „diagnostischen Befragung". Dieter war als Einzelkind aufgewachsen. Er erinnerte sich gut an seine strenge und bestimmende Mutter, die ihn dazu gedrillt hatte, brav, fleißig, ordentlich und vor allem erfolgreich zu sein. Er war diesem Druck dadurch begegnet, dass er als Jugendlicher sehr gesellig wurde und durch seinen Humor viele Freunde gewann. Sein Übergewicht bekam der bis dahin Schlanke ab dem 21. Lebensjahr. In dieser Zeit hatte Dieter eine Freundin, die wegen ihrer Attraktivität im ganzen Dorf von den Männern bewundert wurde. Nun war Dieter als „der Glückspilz" Mittelpunkt eines jeden Männerstammtisch-Gesprächs. Nach ein paar Dates kam es bei ihm und seiner hübschen Freundin zum ersten Intimkontakt. Durch den eigenen Erwartungsdruck, der Dorfschönheit nun perfekten Sex bescheren zu müssen, bekam der somit völlig überforderte Dieter nicht den leisesten

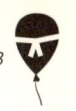

Anflug einer Erektion. Klar, Sex hat man nicht mit dem rational analytischen Verstand, sondern mit dem Gefühl. Gefühle jedoch können durch „Disziplin" komplett unterdrückt werden. Somit endete diese intime Begegnung für Dieter in einem Desaster: Ein für ihn unverzeihliches Versagen und die vermeintliche Schande, dass alle anderen Männer des Dorfes bei einer solchen Frau bestimmt vor Begierde fast geplatzt wären, doch er selbst nicht erregt war – das war das Resümee seiner Erfahrung. Und obwohl Dieters Freundin ihn damals beschwichtigte und ihm versicherte, für sie wäre diese Erfahrung völlig unproblematisch, wurde Dieter geplagt von Versagensgefühlen.

Kurz darauf beendete er die Beziehung – und nahm zu.

Bei weiterer Befragung stellte sich heraus, dass Dieter irgendwann und irgendwo einmal gehört hatte, dass Übergewicht zu Diabetes führen könne. Durch einen Diabetes, so hieß es weiter, könnten die Nervenenden geschädigt werden (verzuckern) und somit beispielsweise Potenzstörungen nach sich ziehen. Um einer erneuten „Schande" durch sexuelles Versagen zu entgehen, legte sich Dieter ein sichtbares Alibi-Übergewicht zu, das er, wie eingangs erwähnt, aus nun nachvollziehbaren Gründen nicht vollständig loswerden wollte. Die Angst vor Misserfolg saß ihm derart tief in den Knochen, dass er unterbewusst lieber übergewichtig (mit dem unterbewussten Hinweis auf eine potenzielle diabetische Nervenschädigung) wurde, als eine „starke, mächtige Frau" zu enttäuschen, denn das hatte ihm seine dominante Mutter als Kind bereits ausgetrieben.

Der unglaubliche Erwartungsdruck der Mutter, der im Unterbewusstsein fest verankert war, trieb Dieter also dazu an, bei jener Frau im Bett alles geben zu müssen, doch verhinderte die Versagensangst zugleich die Erregung. Damit ein sol-

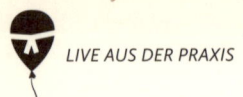

ches Versagen in der Zukunft eine Rechtfertigung bekam, wurde Dieter dick, im Hinblick auf die potenzschädigende Wirkung eines Diabetes.

Nach unserem Gespräch hatte ich den Eindruck, dass Dieter nicht nur bereit war, vollständig abzunehmen, sondern auch wieder Lust auf eine neue Partnerschaft verspürte.

Mehr über die Zusammenhänge zwischen Partnerschaftsbeziehungen und kindlichen Erziehungseinflüssen, und wie man diese Einflüsse unschädlich macht, erfahren Sie in meinem Buch „Artgerechte Partnerhaltung".

Viele Symptome – eine Ursache!

Am 14. Februar 2012 kam ein Kamerateam von RTL in meine Praxis, um zu dokumentieren, wie ich ein Abnehmcoaching durchführe. Die Probandin war Nicole, eine Frau Anfang 30, aus Dortmund. Sie wog damals 178 Kilogramm, hatte einen Diabetes Typ 2, war arbeitslos, depressiv, Lesbierin, Messie und hatte keinen Schulabschluss. Im Telefonat kürzlich sagte Nicole mir, dass sie direkt nach dem Coaching ihre Wohnung entrümpelte, keine Diabetesmedikamente mehr nahm, sich in einen Mann verliebte und nun mit ihrer erworbenen Fachoberschulreife eine Lehrstelle antreten möchte. Sie hat bis jetzt fast 60 Kilo abgenommen, ohne sich dabei zu disziplinieren oder rational auf die Ernährung zu achten. Dieser eine Coachingtermin hat sie stressfester werden lassen – und das war's. In einem weiteren Coaching werden wir noch ihre Schuldgefühle auflösen, damit sie den Diabetes ganz auskurieren kann und noch weiter abnimmt und etwas wohlhabender wird. Dieser Fall ist absolut typisch, denn so gut wie alle Symptome eines Menschen haben die eine gleiche Ursache.

Ist diese aufgelöst, verringern sich die Symptome. Daher ist es auch nicht empfehlenswert, einfach abzunehmen, denn das verschiebt nur die Auswirkungen der Ursache, die meist schon im Mutterleib beginnen. In Nicoles Fall war es so, dass sie sich von der Mutter abgelehnt fühlte und daher Nahrung, den einzigen Liebesbeweis der Mutter, festhielt.

Ein ungewöhnlicher, aber ernster Grund!

Vor einiger Zeit rief mich in der Praxis eine Klientin an und erkundigte sich nach einem Termin zur Gewichtsreduktion. Ich erklärte ihr, wie lange dieser dauert, was er kostet und wie wir da vorgehen. Dann, um ihre Problematik besser einschätzen zu können, fragte ich sie, wie viel sie denn überhaupt abnehmen wolle. Zu meiner Verblüffung erwiderte sie: „Dreieinhalb Kilo."

Die meisten Menschen, die einen solchen vierstündigen Termin buchen, möchten zwischen 20 und 50 Kilogramm abnehmen. Dreieinhalb ist eher ungewöhnlich, gar verdächtig. Meist sind es Perfektionisten oder im Sternzeichen Waage geborene Frauen, die es als störend empfinden, wenn die schlanke Linie durchbrochen ist. Doch diese Frau sagte mir, sie wäre im Krebs geboren und eigentlich nicht so sehr pingelig. Vielleicht war es Intuition, vielleicht auch meine mittlerweile dreißigjährige Erfahrung, die mich etwas ganz Bestimmtes vermuten ließ. Ich dachte sofort an das Gewicht von neugeborenen Babys und fragte: „Wo genau haben Sie denn Ihren Speck?" Und beinahe wie erwartet sagte sie mit einem Lachen: „Am Bauch. Ich sehe fast aus, als wäre ich schwanger." Volltreffer! Im Telefonat erklärte ich ihr, dass unser Körper immer ein Ausdruck unserer tatsächlichen und dominierenden unterbewussten Gefühle ist. Man kann uns immer anse-

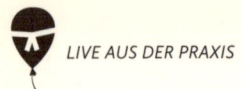

hen, was wir auf emotionaler Ebene denken. Nun weiß ich
von Krebsgeborenen, dass diese eher fürsorglich und famili-
enorientiert sind, und so interviewte ich meine Interessentin
nach den Verhältnissen in ihrer Herkunftsfamilie. Es war keine Überraschung mehr für mich, als mir die Frau schilderte,
dass sie glaubte, ein ungewolltes Kind zu sein, und die Liebe
ihrer Mutter sehr vermisste. Umso überraschter war sie, als
ich ihr erklärte, dass sie mit den dreieinhalb Kilo am Bauch
sich selbst darstellte. Damit ist ihr „Schwangerschaftsbauch"
für sie ebenso ungewollt, wie einst das Baby, das sie für ihre
Mutter war. Ich riet ihr, bis zum Termin bei mir in einigen
Wochen ihren Bauch als das Baby zu betrachten, das sie einmal war und ihm ihre mütterliche Liebe zu geben. Das sollte
ihr helfen, ihre Mutter zu verstehen, ihr zu verzeihen und das
Muster aufzulösen.

Zugegeben, das ist sicherlich sehr gewagt gewesen, einer
fremden Frau, die einfach nur abnehmen will, am Telefon so
einen seltsamen Rat zu geben. Aber zum Glück habe ich ein
gesundes Selbstvertrauen erworben und weiß, dass solche
Gespräche oft schon viel bewirken können. Die Dame am Telefon war offenbar recht berührt und weinte etwas (was für
Krebsgeborene übrigens völlig normal ist), dankte mir für den
Rat, und nach einigen Minuten verabschiedeten wir uns wieder. Rund eine Woche vor dem vereinbarten Termin rief sie
mich freudestrahlend an (durchs Telefon schien buchstäblich
die Sonne, so vergnügt war sie) und bat mich, den vereinbarten Termin wieder absagen zu dürfen. Es wäre nicht so, dass
sie nicht gerne zu mir kommen würde – ganz im Gegenteil –
aber ihr Babybauch wäre weg. Vollständig verschwunden!
Diese Nachricht löste in mir sehr große Freude aus – ich gra-
tulierte ihr für die erfolgreiche Umsetzung meines Rates, und
insgeheim war ich auch auf mich selbst etwas stolz. Ein guter

Analytiker macht nicht nur gute Analysen – sondern produziert auch brauchbare Lösungen. Oft bin ich zutiefst dankbar und voller Demut für diese wunderbare Aufgabe, die ich in diesem Leben erfüllen darf.

Fassen wir zusammen:
Drei Gründe waren es, weshalb Sie dick wurden:
→ falsche Glaubenssätze,
→ der falsche Beweggrund, zu essen und
→ ein psychischer Vorteil des Übergewichts.

Und all diese Gründe resultieren aus Angst (das heißt, dem Mangel an Selbstvertrauen).

Nachdem Sie erfahren haben, was hinter dem Übergewicht, tiefenpsychologisch gesehen, steckt, werden Sie es auch wieder loswerden können – ganz einfach. Falls Sie über dieses Buch hinaus weitergehende professionelle Hilfe brauchen, wenden Sie sich bitte an einen kompetenten Arzt, Psychologen oder einen der Coaches bei www.andreaswinter.de. Ich stehe Ihnen mit meinem Team gerne zur Verfügung.

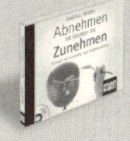

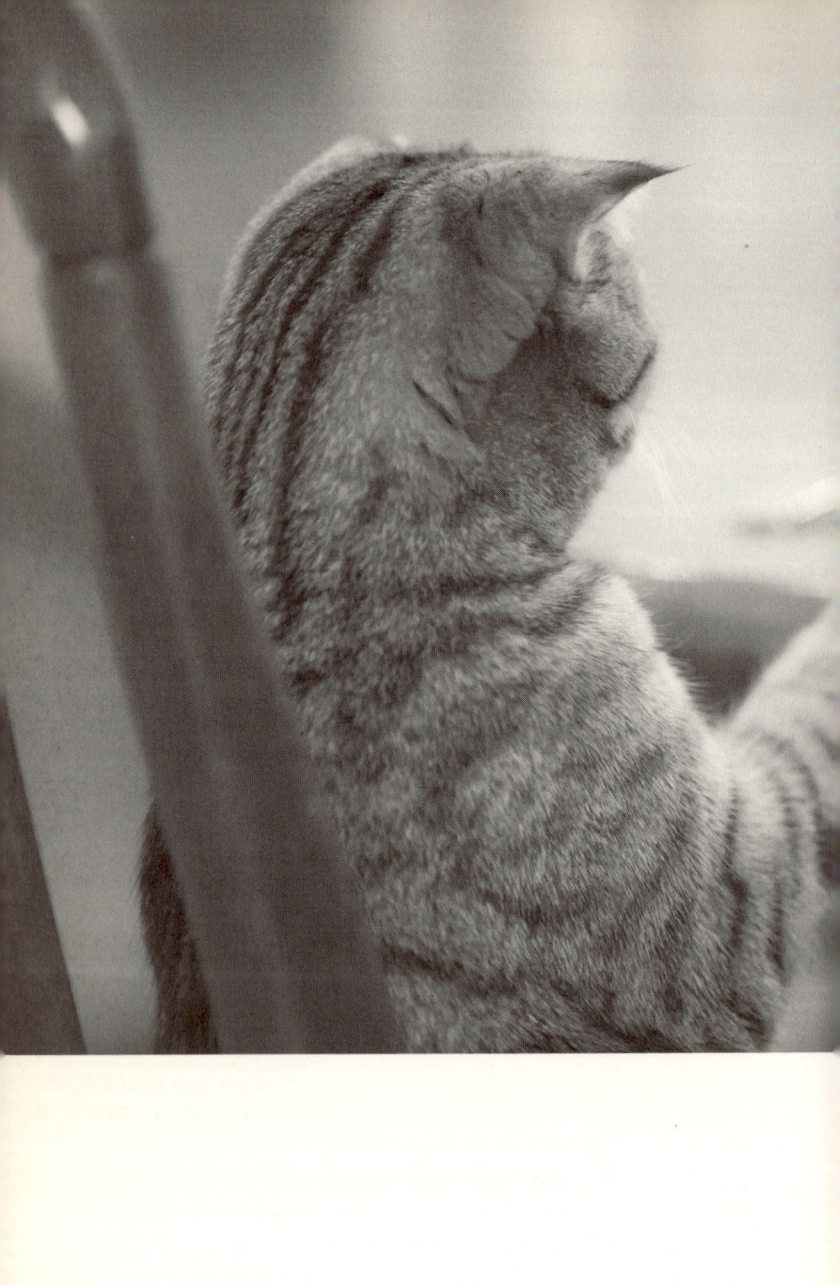

Und so geht's weiter!

Fassen wir zusammen: Nicht zu viel Essen macht dick, sondern das Gefühl, man hätte zu wenig. Die positive Bedeutung des Essens hat Sie zunehmen lassen, weil Sie sich damit stressfrei gehalten haben. Entstressen Sie sich in den folgenden Tagen und essen Sie erst, wenn – nicht damit – es Ihnen gut geht. Ernähren Sie Ihren Körper, nicht Ihre Seele.

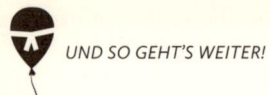

Angst ist eine ernste Sache!

Wie ich oben schon erwähnt habe: Angst ist ein Schutz vor erlittener Gefahr, dessen wir uns nicht bewusst sind. Damit ist Angst meiner Ansicht nach ein ganz schlechter Ratgeber, weil sie uns daran hindert, unser Leben so zu gestalten, dass wir dabei unsere Entwicklungsmöglichkeiten nutzen. Das Schlimmste an Angst ist allerdings, dass sie uns krank machen kann. So zeigt sich beispielsweise in den Biografien von Menschen mit einem Diabetes Typ 2 – das ist der erworbene Diabetes, den man früher auch „Alterszucker" nannte –, dass alle diese Menschen ein schlechtes Gewissen beim Verzehr von Naschereien hatten, schon lange bevor Symptome diagnostiziert wurden. Es kann also sein, dass die bloße Angst davor, mit Süßigkeiten bei sich Schaden anzurichten, überhaupt erst für diesen Schaden sorgt. Die psychosomatischen Auswirkungen unserer unterbewussten Gedanken sind nicht zu unterschätzen. Oft zeigt sich, dass Menschen, die ihre Angst vor Mangel verlieren, damit zugleich auch ihr schlechtes Gewissen loswerden, fortan folglich mit gutem Gewissen essen und sich auf diese Weise nicht länger schaden.

Die folgende Liste zeigt die verschiedenen Varianten der Angst vor Mangel an:
→ Aufmerksamkeit
→ Ruhe
→ Erfolgserlebnissen
→ Wohlstand
→ Sicherheit und Schutz
→ Liebe und Zuwendung
→ Selbstverwirklichung
→ Anerkennung

→ Kontrolle
→ Spaß / Glücksgefühl und Wohlbefinden

Wenn auch nur an einen dieser Begriffe die Aufnahme von Nahrung geknüpft wurde, dann bedeutet dies automatisch, dass beim Auftauchen dieses Mangelempfindens die Nahrung biochemisch festgehalten wird, um diesem Mangel in Zukunft vorzubeugen.

Auch du, Brutus? Ein Kater mit Übergewicht!

In diesem Kapitel möchte ich nochmals deutlich sagen, dass eine Speckschicht auch bei anderen Säugern (ich zähle uns Menschen entwicklungsgeschichtlich dazu) aufgrund eines Mangelempfindens entsteht. Brutus war ein Kater, der von seiner Besitzerin stets reichlich Futter bekam. Sein Napf war meistens gut gefüllt, mal mit Trockenfutter, das er liebte, mal mit Nassfutter. Ob morgens oder nachts: Brutus konnte fressen, wann er wollte, und tat dies auch. Mit fünf Kilogramm Lebendgewicht war er als ausgewachsener Hauskater durchaus gesund und normalgewichtig. Nun kamen nach einer Weile noch zwei weitere Katzen in seinen Haushalt. Die beiden befanden sich mitten in der Wachstumsphase und fraßen Brutus fast die Haare vom Kopf, doch die vorhandene Futtermenge war relativ gesehen die gleiche, die Näpfe waren meist weiterhin gefüllt. Nun ließ sich aber beobachten und messen, dass Brutus innerhalb eines Jahres zwei Kilogramm zulegte. Meiner Theorie nach lag das einzig an der immer öfter gemachten Mangelerfahrung durch leer gefressene Näpfe. Auch

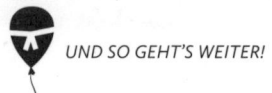

Brutus legte sich für magere Zeiten ein Fettpolster zu – „man konnte ja nie wissen". Jeder Kleintierzüchter kann übrigens bestätigen, dass Säugetiere wie Hamster und Kaninchen in Gefangenschaft „seltsamerweise" dick werden. Logisch, sage ich, denn ein Abhängigkeitsgefühl sorgt für die psychische Gegenreaktion: „Lagerhaltung" für magere Zeiten.

Wenn Ihnen das zu weit hergeholt ist, verweise ich auf Berichte, nach denen Babys aus Drittweltländern signifikant schneller eine Speckschicht aufbauen, wenn sie normal ernährt werden, als Babys aus Wohlstandsländern. „Festhalten, was man kriegen kann", lautet die unterbewusste Devise.

Wenn Sie bewusst mithelfen möchten, schlank zu werden

Wenn Sie beim Thema „Abnehmen" aktiv werden möchten, beantworten Sie sich bitte die folgenden fünf Fragen:

❶ Welche unbewiesenen Glaubenssätze haben Sie in Bezug auf Gewichtszunahme? (Nicht beweisbar ist, dass zu viel Essen, falsches Essen oder zu wenig Bewegung dick machen.)

❷ Welchen Komfort genossen Sie in der Art und Weise, wie Sie bislang mit Nahrung und Ihrem Körper umgegangen sind – genauer: Welchen Vorteil hat das Übergewicht für Sie? (Es gibt diesen Vorteil!)

❸ Welche Unannehmlichkeiten befürchten Sie, wenn Sie schlank werden oder es eines Tages sind – genauer: Welchen Nachteil hat Schlankwerden bzw. Schlanksein für Sie? (Es gibt auch diesen Nachteil!)

❹ Bis wann möchten Sie schlank sein und warum? Es muss Ihnen absolut wichtig sein, realistisch erscheinen, und Sie brauchen einen Zielzeitpunkt.

❺ Was können Sie täglich tun oder lassen, um schlanker zu werden? Handeln Sie danach!

Falls bei Ihnen das Schlanksein derzeit noch nicht oberste Priorität haben sollte, machen Sie es ab jetzt zur „Chefsache".

Tun Sie eine Woche lang jeden Tag etwas, das Sie subjektiv für wirklich richtig halten, um an diesem Tag abzunehmen – egal, was das auch genau sein mag. So lange, bis es nach ein paar Tagen richtig Spaß macht! Erst wenn es Ihnen absolut wichtig ist, nicht länger das zu tun, was zu Übergewicht führt oder dieses erhält, kann Ihr Körper endlich schlank sein. Das ist eigentlich alles, doch hat das Ganze nichts mit Ernährung zu tun – deshalb ist es ja so schwierig, diesen Weg zu erkennen. Die meisten Menschen nehmen ab, sobald ihnen egal ist, ob sie zunehmen.

> *„Loslassen", lautet das Zauberwort –*
> *es gibt keine hoffnungslosen Fälle.*

Oft sage ich meinen Kunden gleich am Telefon, wenn diese einen Termin zur Gewichtsreduktion buchen: „Machen Sie sich jetzt keine Sorgen mehr um Ihr Gewicht, denn es kommt ja nun nicht mehr auf ein paar Pfunde mehr oder weniger an. Quälen Sie sich nicht, und essen Sie nun einfach das, was Sie wollen."

Wenn meine Kunden dann nach ein paar Wochen erstmals in der Praxis erscheinen, höre ich oft: „Seit unserem Telefonat habe ich gegessen, was ich wollte, habe aber komischerweise schon ein paar Kilogramm abgenommen."

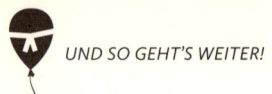

„Klar!", sage ich dann immer. „Sie hatten ja auch keine Angst mehr."

Lassen Sie los, und Ihr Körper lässt auch los. Er repariert sich von allein, wenn Sie sich nicht länger einmischen. Stellen Sie sich vor, Sie hätten sich die rechte Hand gebrochen. Wenn Sie nun dennoch täglich damit arbeiten und zupacken, heilt die Hand nie. Benutzen Sie aber fortan die Linke und werden damit so geschickt, dass Sie die rechte Hand nicht länger brauchen, heilt diese von allein. Ihr Übergewicht verschwindet, sobald Sie das, weswegen Sie schlank sein wollen, erreicht haben!

Denken Sie bitte nach: Warum wollen Sie schlank sein? Wie erreichen Sie das, selbst wenn Sie nicht abnehmen?

Falls Sie jetzt „Weiß ich nicht!" sagen, zeigen Sie damit, dass Sie kein Bewusstsein für Ihre Eigenverantwortlichkeit mehr besitzen und offenbar hoffen, dass Sie wie ein trotziges, heulendes Kind einfach nur warten müssen, bis Sie jemand aus Mitleid rettet. Glauben Sie, dass ein dickes, wütendes Kleinkind aufrichtige Bewunderung und Respekt bekommt?

Trinken Sie Wasser!

Unser Körper besteht zu mindestens 70 Prozent aus ungebundenem Wasser. In Verbindung mit anderen Elementen kommen wir schätzungsweise auf über 90 Prozent Wasser. Da jedoch ein Mangelempfinden für das Festhalten von Wasser sorgt, wäre es ratsam, die tägliche „Wasserzufuhr" auf drei Liter zu steigern (sofern noch nicht erreicht), um das Gefühl einer Überversorgung zu erzeugen. Die Erfahrung zeigt, dass allein durch das vermehrte Trinken von normalem Leitungswasser Fettabbau erreicht wird (ich meine also nicht Saft, Kaffee oder Alkohol!). Stellen Sie aber bitte vorher sicher, dass von medizinischer Seite nichts gegen eine solche Trinkmenge spricht. Bei Aszites, Herzinsuffizienz oder Nierenschädigungen sprechen Sie bitte zunächst mit jemandem, der sich mit Ihrem Körper auskennt.

Als ein großer Vorteil des Wassertrinkens hat sich zudem herausgestellt, dass durch die regelmäßige Hydrierung die Haut von innen mehr Feuchtigkeit erhält und trotz des Fettabbaus glatter wird. Darüber hinaus trinken wir in unseren Breiten trotz Wasserreichtums viel zu wenig. Ich kenne Ärzte, die die Ansicht vertreten, dass ein Großteil der internistischen Patienten im Alter von über 60 Jahren nur deshalb krank werden konnte, weil sie ein Leben lang zu wenig getrunken haben.

Einen guten Tipp zum Abnehmen gibt Kurt Tepperwein in seinem Buch „Gesund für immer" (Goldmann Verlag, München 2005). Trinken Sie jeden Tag ein Glas Wasser mit einem halben Teelöffel Natron. Er behauptet, durch die Entsäuerung würden Ihre roten Blutkörperchen geschmeidiger und könnten wieder besser in die feinen Kapillargefäße dringen – Ihre Durchblutung würde damit also gefördert. Zum anderen würde durch die Entsäuerung das Körperfett leichter auflösbar. Ob das wirklich die richtige Erklärung ist, weiß ich nicht, aber eine basische Ernährung ist allemal förderlicher fürs Abnehmen (und fürs Gesundsein) als ein übersäuerter Körper.

Meiner Ansicht nach kommen noch drei weitere Effekte hinzu, wenn Sie dieses Glas vor dem Essen trinken (die im Übrigen auch greifen, wenn es Ihnen nicht gelingen sollte, die alten Glaubenssätze über Bord zu werfen): Erstens, Ihr Magen wird entsäuert und verdaut nicht mehr so gründlich, was den

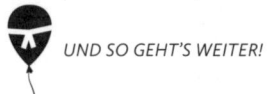
Vorteil hat, dass Ihre Nahrung weniger verstoffwechselt wird. Zweitens: Ihr Magen ist damit schon vorgefüllt – das Appetitgefühl lässt schneller nach. Und drittens: Jedes Glas zimmertemperiertes Wasser muss im Körper auf 37 Grad Celsius erwärmt werden – das verbraucht sehr viel Energie. Doch kommen Sie nun bitte nicht auf die Idee, jeden Tag drei Liter Eiswasser zu trinken, damit Ihr Körper noch mehr Energie verbraucht – er würde sich gegen die Kälte mit einer dicken Fettschicht um die inneren Organe schützen! Meine Kunden haben jedenfalls sehr gute Erfahrungen mit Natronwasser gemacht.

Wiegen Sie sich nicht!

Solange Ihre Waage noch Ihr Richter ist und mit dem angezeigten Gewicht das Urteil „zu dick!" fällt, lassen Sie die Füße von der Waage. Erst wenn es Ihnen egal ist, ob Sie zehn Kilo mehr oder weniger haben, weil Sie bereits längst spüren, wie Sie schlanker werden, dann können Sie auch einmal riskieren, sich zu wiegen, ohne bei sich erneut Angst zu erzeugen. Die Waage muss wieder zu einem Messinstrument werden und nicht zum „Gehilfen Ihres schlechten Gewissens"! Wenn Sie sich mit den Erkenntnissen aus diesem Buch körperlich wohler fühlen und daher abnehmen, werden Sie auf der Waage ohnehin zunächst ein verfälschtes Ergebnis erhalten. Sie nehmen zwar an Körperfett ab, teilweise sogar sehr schnell, bauen aber durch ein verändertes Körperbewusstsein Muskeln auf. Durch das regelmäßige Trinken von Wasser wird Ihre Haut feuchter und dicker und der Flüssigkeitsanteil in Ihrem Blut steigt – das ist alles Gewicht. Wasser ist zudem schwerer als Fett. Wenn Sie also nach ein oder zwei Wochen auf die Waage steigen, weil Sie denken: „Jetzt bin ich doch mal gespannt, wie viel ich abgenommen habe", fahren Sie sich womöglich eine vorprogrammierte Enttäuschung ein. Die Waage zeigt nur an, was Sie wiegen, nicht, wie viel davon überflüssiges Fett ist. Bitte nehmen Sie sich diesen Rat zu Herzen, denn zum einen würden Sie sich womöglich selbst suggerieren, Sie hätten sich Ihren Gewichtsverlust nur eingebildet – und stoppen damit unterbewusst die weitere Fettschmelze. Zum anderen: Wenn Sie sich unbedingt wiegen möchten, bedeutet das, dass Sie offenbar Angst vor Kontrollverlust haben. Angst macht dick. Kontrollieren Sie nicht, sondern vertrauen Sie Ihrem Körper, dass er sein überflüssiges Fett von ganz allein loswerden kann, so ähnlich wie ja ein gebrochener Knochen ebenfalls von ganz allein wieder zusammenwächst, wenn Sie ihn nicht daran hindern. Helfen können Sie Ihrem Körper dabei jedenfalls nicht. Selbstvertrauen statt Kontrolle – das gilt übrigens nicht nur für den Gebrauch einer Waage, sondern auch für alle anderen Arten der Gewichts- und Figurkontrolle, etwa Umfangsmessungen, „Kontrollkleidung" usw. Sie werden schon noch früh genug merken, dass Sie schlanker werden – wenn Sie alles verstanden und Ihre Angst aufgelöst haben.

Für die ganz Mutigen und damit absolut Angstfreien unter Ihnen habe ich aber noch einen speziellen Tipp: Benutzen Sie Ihre Personenwaage als Biofeedback-Gerät. Stellen Sie sich jeden Tag darauf, und staunen Sie, wie Ihr Gewicht täglich um einige Hundert Gramm schwindet. Bilanzieren Sie am Ende jeder Woche. Doch Vorsicht: Solange Ihre Waage kein Messinstrument für Sie ist, sondern Ihr Richter, der das vernichtende Urteil verkündet: „Du bist zu dick!", sind Sie noch

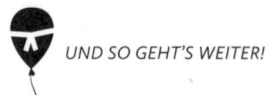

nicht reif für diesen Tipp. Dann sollten Sie zunächst einmal ein Programm zur Angstauflösung und Stärkung der Selbstsicherheit durchführen, etwa mit meiner „Power-Box" oder mit der CD „Was deine Angst dir sagen will!".

Essen Sie also, solange Sie abnehmen wollen, niemals mit Angst! Essen Sie niemals, um sich wohlzufühlen, sondern erst dann, wenn Sie sich wohlfühlen. Essen Sie niemals, um Stress abzubauen, sich zu trösten, Pause zu machen oder um Gesellschaft zu betonen, sondern immer nur dann, wenn Sie diese Gefühle bereits verspüren. Mit Appetit zu essen, lässt Sie das Gewicht halten oder zunehmen, solange Sie abnehmen wollen – aus dem einfachen Grund, weil Sie Ihrem Körper den unterbewussten Befehl zum Festhalten geben. Würden Ihnen die Speisen nicht besonders schmecken oder wären Sie bereits pappsatt, gäbe es keine Notwendigkeit, diese als überflüssig empfundenen Nährstoffe einzulagern.

Haben Sie Spaß an Ihrem Körper!

Betrachten Sie sich im Spiegel. Was Sie da sehen, ist das, was Sie aus Ihrem Körper gemacht haben. Der Körper folgt Ihren Gedanken – immer! Beschimpfen Sie ihn nicht, sondern danken Sie ihm dafür, dass er alles umsetzt, was Sie wirklich glauben. Finden Sie Spaß daran, sich zu bewegen. Tanzen, Treppensteigen, Gehen, Sex mit Körpereinsatz – es muss Ihnen wirklich gefallen, diesen Körper zu spüren, zu sehen, zu bewegen.

Wenn Sie diesen Punkt erreichen, werden Sie Ihren Körper niemals wieder beschimpfen, sondern pflegen. Cremen Sie ihn ein, geben Sie ihm gute Nahrung, streicheln, betrachten

und bewundern Sie Ihren Körper, denn Sie sind (zumindest noch eine Weile) auf ihn angewiesen. Man merkt uns an, ob wir authentisch sind, jeder spürt, zumindest unbewusst, ob wir Schwachstellen verbergen oder nicht – und allein die Tatsache, dass jemand Übergewicht hat, zeigt jedem deutlich: „Ich habe ein ungelöstes Problem!"

Machen Sie also die Augen auf und entdecken Sie sich selbst. Ich verspreche Ihnen, dass Sie anfangen werden, an innerer Größe und Stabilität zu gewinnen, sobald Sie zu sich und Ihren Eigenschaften stehen. Sie sind nicht Moppel, Brummi, Specki, Trudi oder Klops, Sie sind ein Mensch mit vielen wertvollen Eigenschaften. Ein Helfer, ein Problemlöser, ein Schlichter, ein Schöpfer, ein Versteher und Entwickler. Sie sind Trost, Stütze, Zuhörer und Freudebringer. Sie sind nicht dick – Ihr Körper war es bestenfalls die längste Zeit. Verbannen Sie T-Shirts mit albernen Aufschriften und Euphemismen, die Bierbauch und Kummerspeck als Wohlstandssymbole legitimieren. Haben Sie eine E-Mail-Adresse wie „Dicky", „Catcher" oder „Rubensfrau"? Falls ja, löschen Sie diese und wählen Sie den Namen, der wirklich zu Ihnen passt! Definieren Sie sich neu! Denn Sie sehen immer so aus, wie Sie sich fühlen.

Denken Sie daran: Das größte Problem derjenigen, die es bislang nicht geschafft haben, automatisch abzunehmen, war, dass ihnen der absolut wichtige Grund dazu fehlte. Wenn ich Ihnen nun sage, dass Ihre Mitmenschen Sie glatt anlügen oder Selbstwertgestörte sind, solange Sie noch deutlich zeigen, dass Sie Ihre Probleme nicht lösen, spätestens dann müssten Sie eigentlich verstehen, wie wichtig es ist, authentisch, zufrieden und glücklich zu sein – und das macht schlank und anziehend! Ihr Leben wird sich verändern – aber Ihr Körper auch.

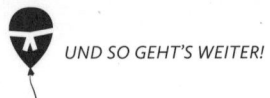

Warum Nichtraucher sogar schlanker werden können

„Ich würde gerne aufhören zu rauchen, doch was ist, wenn ich dadurch zunehme?", ist eine bange Frage, die ich oft höre. „Müssen Sie nicht!", antworte ich immer ganz gelassen. Mehr noch, niemand nimmt zu, weil er zu rauchen aufgehört hat! Es gibt zwei Gründe, warum ein Mensch zunimmt, wenn er aufhört zu rauchen. Der erste ist der, dass er schlichtweg den einen Zwang durch den anderen ersetzt, also anstatt zu rauchen dann einfach (bei gleichem Energieverbrauch) mehr isst, um einmal für ein paar Minuten ganz in Ruhe gelassen zu werden oder um sich belohnt und mündig zu fühlen. Das muss Ihnen nicht passieren, wenn Sie weiterhin Ihre Raucherpausen machen; dabei brauchen Sie weder zu rauchen noch zu essen. Den Blick entspannen, tief durchatmen und sich „alle Erwartungen den Buckel runterrutschen lassen", das reicht.

Der andere Grund ist eine Autosuggestion: Solange Sie glauben, dass Sie dick werden, werden Sie das auch. Doch glauben Sie bitte niemals etwas, das Sie nicht beweisen können. Sobald Sie nämlich aufhören, Ihren Körper mit einigen Tausend Giften zu belasten, funktioniert der endlich wieder besser und wird gesünder. Ein unbelasteter Körper hat einen gesünderen Stoffwechsel. Das heißt: Was der Körper nicht braucht, kann er auch schneller und gründlicher wieder herausbefördern.

Wenn Rauchen schlank machen würde, hätte Winston Churchill, der als starker Zigarrenraucher bekannt war, ja eine Traumfigur gehabt haben müssen.

Ganz nebenbei sei bemerkt, dass ein Raucher, der mit Disziplin oder Hilfsmitteln das Rauchen unterlässt, in der absolut gleichen Jo-Jo-Effekt-Gefahr ist, wie Sie es mit dem Zunehmen waren. Ein Raucher, der nicht raucht, ist genausowenig ein Nichtraucher, wie Sie ein selbstsicherer und unabhängiger (und damit automatisch schlanker) Mensch waren, nur weil Sie mit Tricks und Disziplin ein paar Kilos abgenommen hatten. Echte Freiheit kann man sich nicht in den Mund stecken – sie kommt von innen! Es ist meiner Ansicht nach eine fahrlässige, vielleicht sogar vorsätzliche Fehlinformation, Menschen zu sagen, mit Disziplin oder Hilfsmitteln könnten sie ihre Probleme lösen. Die Auswirkungen eines Problems kann man vielleicht vorübergehend unterdrücken, aber nicht die Ursache. Das ist der Grund, warum ich stets appelliere, Symptome wie Rauchen, Übergewicht, Allergien, Spielsucht oder Krebs ernst zu nehmen und nicht einfach mit Tabletten, Skalpellen oder Disziplin wegzudrängen. Eine nicht unschädlich gemachte Ursache wirkt weiter, wie das sprichwörtliche Unkraut im Garten, welches nicht vergeht, selbst wenn man es ausreißt. Menschliches Verhalten ist bei Weitem nicht so kompliziert, wie die Schulmedizin uns einreden will.

Wenn Sie sich für das Thema Raucherentwöhnung interessieren und wissen möchten, wie man das Rauchen ganz einfach loswird, lesen Sie meinen Ratgeber „Nikotinsucht – die große Lüge". Darin zeige ich Ihnen, wie Sie auch ohne Qualm eine Raucherpause machen können und sogar etwas abnehmen.

Nachwort

Eine echte Gesundheitsreform erfordert Umdenken! Der weltweite Kampf gegen Übergewicht hat immense Dimensionen angenommen, die aufgrund des volkswirtschaftlichen Schadens durch Krankheit und Ausfälle erforderlich geworden sind. Die Menschen in den Industrienationen werden immer dicker – und kränker. Die Bundesregierung hat Pläne, ein umfassendes Programm zur Vermeidung des Übergewichts bei Kindern aufzustellen. Dieses Programm bezieht sich vorwiegend auf Ernährungsberatung und Bewegungsprogramme. Hierbei wird zugrunde gelegt, Übergewicht sei die fatale Kombination aus falscher Ernährung und immer weniger Bewegung.

Nun wissen Sie, dass dies nicht nur glatte Steuergeldverschwendung ist, sondern auch unseren Kindern das absolut falsche Signal gibt. Unfassbares Leid entsteht durch den Figurenterror: Essstörungen, Bulimie, Operationen von zweifelhaftem Nutzen, Demütigungen und Ausgrenzungen der Betroffenen, sowie der komplette Verlust des Selbstwertgefühls – das sind die Folgen der Ernährungs- und Medizinindustrie, die wider besseres Wissen den alles erklärenden Faktor Stress in ihren Konzepten und Therapien unterschlägt. Es ist an der Zeit für Aufklärung und somit für Befreiung. Ich fürchte allerdings, dass die oben erwähnte Systemträgheit noch ein bis zwei Generationen überdauern wird, bis sich endgültig herumgesprochen hat, dass ein starkes Selbstwertgefühl und ein gutes Selbstvertrauen die Basis für einen gesunden und schlanken Körper darstellen.

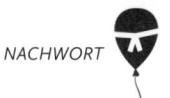

Sie, liebe Leser, können dazu beitragen, dass unsere Gesellschaft wieder zu den aufgeklärteren in dieser Welt gehört. Prüfen Sie, was Sie glauben. Und wenn Sie feststellen, dass sich propagiertes Gedankengut nicht beweisen lässt, dann distanzieren Sie sich mutig davon. Schließlich geht es um Ihre Lebensqualität und die Ihrer Kinder.

Tun Sie stets das, was Sie wirklich nachhaltig für klug und richtig halten – ein gesundes Leben zu führen, ist nicht so kompliziert!

Ausbildung zum Gesundheitsberater für Gewichtsreduktion

Wenn Sie nach Lektüre des Buches davon überzeugt sind, wie leicht es ist, schlank zu werden, wäre es vielleicht interessant für Sie, mit Ihrem Wissen anderen übergewichtigen Menschen zu helfen. In einem nur fünftägigen Intensivkurs vermittle ich Ihnen die Werkzeuge, mit denen Sie den stressbedingten Ursachen von Problemen auf die Spur kommen – und diese unschädlich machen können! Den Fahrplan zur Ausbildung als Gesundheitsberater für Gewichtsreduktion finden Sie unter www.andreaswinter.de.

Psychologie ist kein heiliger Gral und Psychotherapie kein Elfenbeinturm. Wir haben alle eine Psyche, die den Körper steuert. Wir haben alle mal versucht, unsere eigenen Probleme zu lösen. Dieses mit Erfolg auch für andere zu tun, das ist die Aufgabe des Coaches!

Andreas Winter

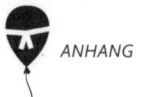

Zum Autor

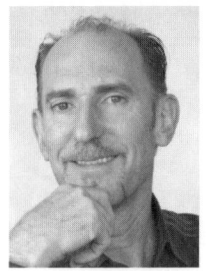

Der Diplom-Pädagoge Andreas Winter
(geb. 1966) ist Gründer und Leiter des
Institutes Andreas Winter Coaching in
Iserlohn. Seit 1987 arbeitet er mit Tie-
fenpsychologie sowie mit therapeutischer Hypnose, seit 2004 bildet er Hyp-
nosetherapeuten aus; seine Klienten
kommen aus ganz Europa. Andreas Winter ist Mitglied der
Gesellschaft Deutscher Naturforscher und Ärzte.

Mit seinen Büchern will Andreas Winter die breite Öffent-
lichkeit von seinen wissenschaftlichen Erkenntnissen profi-
tieren lassen. Seine Ratgeber behandeln Gesundheitsthemen
aus tiefenpsychologischer Sicht und zeigen dem Leser neue,
bislang oft übersehene Aspekte: Welchen Einfluss hat die
Psyche wirklich auf Ihren Körper? Welche Macht hat Ihr Unterbewusstsein über Ihr Leben? Winters Psychocoach-Ansatz
umfasst die Techniken der tiefenpsychologischen Analyse,
Elemente der Neurolinguistischen Programmierung (NLP)
und das Arbeiten mit bildhaften Vorstellungen.

Internetseite des Institutes Andreas Winter Coaching:
www.andreaswinter.de

Internetforum mit Andreas Winter:
www.mankau-verlag.de/forum

Weitere Informationen zu diesem Buch finden Sie
auf der Internetseite:
www.abnehmen-ist-leichter-als-zunehmen.de
Dort ist u. a. auch ein Video mit einer Übersicht über die
verschiedenen „Abnehm"-Veröffentlichungen abrufbar.

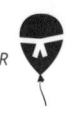
Audio-CDs und DVDs von Andreas Winter

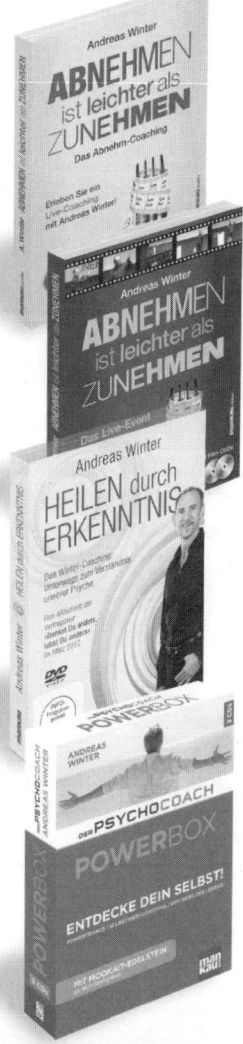

Abnehmen ist leichter als Zunehmen
Das Abnehm-Coaching
Hören Sie sich schlank!
2 Audio-CDs
ISBN 978-3-938396-75-9

Abnehmen ist leichter als Zunehmen
Das Live-Event
Film-Mitschnitt aus dem Kongress-
haus Zürich vom 15. März 2012
2 Film-DVDs im Digipack
ISBN 978-3-86374-067-2

Heilen durch Erkenntnis
Das Winter-Coaching: Unterwegs
zum Verständnis unserer Psyche
Film-Mitschnitt der Vortragstour
„Denkst Du anders, lebst Du anders"
im März 2013 – 1 Film-DVD
ISBN 978-3-86374-116-7

Power-Box
Entdecke dein Selbst!
3 Audio-CDs mit Mookait-Edelstein
als NLP-Kraftanker
Inkl. Bonus-DVD „Zielen – loslassen
– erreichen!"
ISBN 978-3-938396-44-5

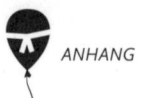

Weitere Bücher von Andreas Winter

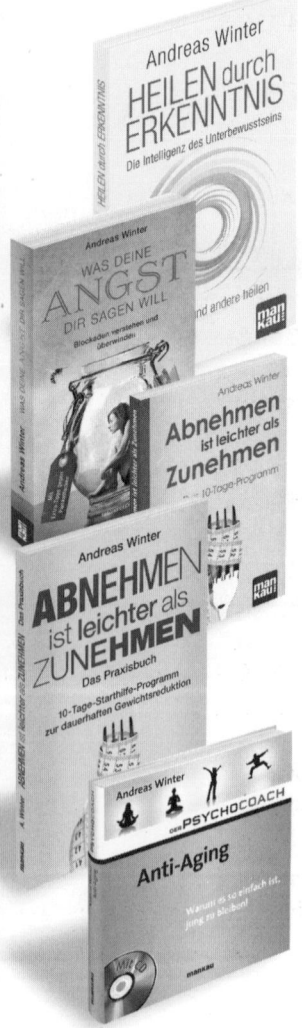

Heilen durch Erkenntnis
Die Intelligenz des Unterbewusstseins
Mit Audio-CD!
ISBN 978-3-938396-68-1

Was deine Angst dir sagen will
Blockaden verstehen
und überwinden
ISBN 978-3-86374-323-9

Abnehmen ist leichter als Zunehmen
Das 10-Tage-Programm
Kompakt-Ratgeber
ISBN 978-3-86374-126-6

Abnehmen ist leichter als Zunehmen
Das Praxisbuch
10-Tage-Starthilfe-Programm
zur dauerhaften Gewichtsreduktion
Mit Audio-CD!
ISBN 978-3-938396-74-2

Anti-Aging
Warum es so einfach ist, jung zu
bleiben!
Mit Starthilfe-CD!
ISBN 978-3-938396-22-3

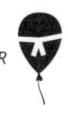

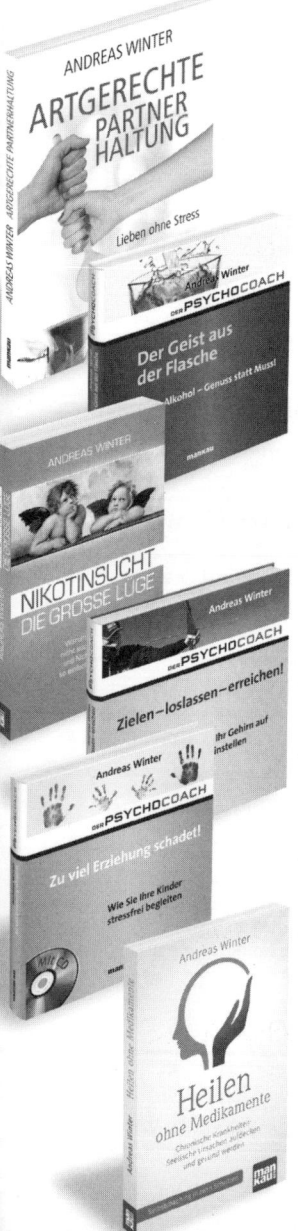

Artgerechte Partnerhaltung
Lieben ohne Stress
Mit Audio-CD!
ISBN 978-3-86374-136-5

Der Geist aus der Flasche
Alkohol – Genuss statt Muss!
Mit Starthilfe-CD!
ISBN 978-3-938396-17-9

Nikotinsucht – die große Lüge
Warum Rauchen nicht süchtig macht
und Nichtrauchen so einfach sein
kann!
ISBN 978-3-86374-080-1

Zielen – loslassen – erreichen!
Wie Sie Ihr Gehirn auf Erfolg
einstellen
Mit Starthilfe-CD!
ISBN 978-3-938396-32-2

Zu viel Erziehung schadet!
Wie Sie Ihre Kinder stressfrei
begleiten
Mit Starthilfe-CD!
ISBN 978-3-938396-36-0

Heilen ohne Medikamente
Chronische Krankheiten: Seelische Ur-
sachen aufdecken und gesund werden
ISBN 978-3-86374-190-7

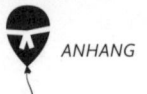

Stichwortregister

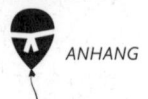

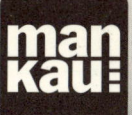
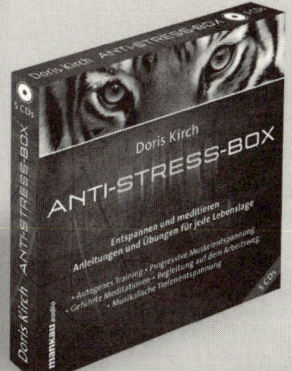

Doris Kirch

ANTI-STRESS-BOX (5 AUDIO-CDS)

Entspannen und meditieren. Anleitungen
und Übungen für jede Lebenslage

UVP 29,95 €
ISBN 978-3-938396-40-7

*„Gut nachvollziehbare Anleitungen und die angenehme Stim-
me von Doris Kirch machen dem Stress schnell den Garaus."*
Hannoversche Allgemeine Zeitung

*„Auftanken, entspannen, zur Ruhe kommen, Sand unter den
Füßen spüren … Urlaubsgefühl. Das kann man jeden Tag
genießen: mit den Meditationen von Doris Kirch (…) – locker
bleiben kann gelernt werden."*
praxis+recht

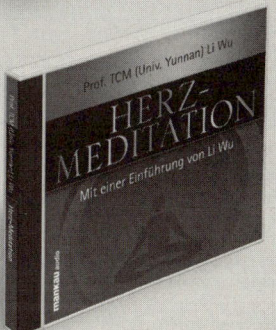

Prof. TCM (Univ. Yunnan) Li Wu

HERZ-MEDITATION (AUDIO-CD)

Mit einer Einführung von Li Wu

UVP 12,95 €
ISBN 978-3-938396-71-1

Die Herz-Meditation ist eine spirituelle Technik, die in früherer
Zeit nur durch mündliche Überlieferung weitergegeben und
von den chinesischen Schamanen geheim gehalten wurde. Sie
stärkt die Kraft, seelisch, geistig oder spirituell miteinander zu
verschmelzen und zugleich dem Objekt der Liebe die Freiheit
zu geben, es nicht zu vereinnahmen oder in Besitz zu nehmen
– es nur zu lieben. Nach einer gewissen Übungszeit werden Sie
erleben, wie sich Energie in Ihr Herz ergießt und von hier aus in
alle Körperteile lenken lässt. So können Sie die Herz-Meditation
auch jederzeit für eine Heilbehandlung einsetzen.

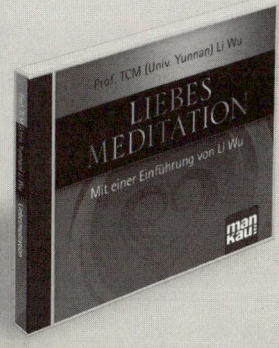

Prof. TCM (Univ. Yunnan) Li Wu

LIEBESMEDITATION (AUDIO-CD)

Mit einer Einführung von Li Wu

UVP 12,95 €
ISBN 978-3-86374-188-4

Die Liebesmeditation bedient sich verschiedener Techniken
des Qi Gong und der Bittentherapie, wie sie in der Traditionel-
len Chinesischen Medizin seit über 3.000 Jahren praktiziert
werden. Ausgehend vom kontrollierten Atem geht es in der
Liebesmeditation um die innere Sammlung, bei der Körper,
Geist und Seele eine deutliche Stärkung erfahren. Die Liebesmeditation hilft uns ferner, wieder zu unserem Ursprung, zu
unserer Mitte zu finden. Sie stärkt die Kraft, seelisch, geistig
oder spirituell miteinander zu verschmelzen und dabei dem
Objekt der Liebe die Freiheit zu lassen, es nicht zu vereinnahmen oder in Besitz zu nehmen – es nur zu lieben.

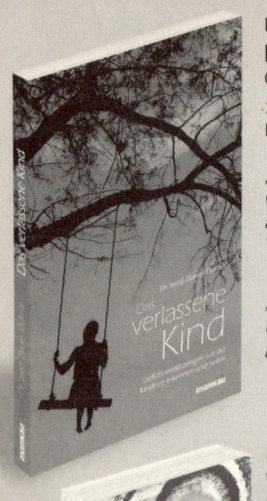

Dr. med. Daniel Dufour

DAS VERLASSENE KIND

Gefühlsverletzungen aus der Kindheit erkennen und heilen

14,95 € (D) / 15,40 € (A)
ISBN 978-3-86374-047-4

„Es ist ein wichtiges Buch für Betroffene und Therapeuten, weil es wie kein zweites den betroffenen Menschen zum allein Verantwortlichen erklärt und nicht den allwissenden Therapeuten und die Diagnose in den Mittelpunkt stellt."
Connection Special

„Viele Leser werden sich in den zahlreichen anschaulichen Fallbeispielen Dufours wiederfinden und ihre eigene Lebensgeschichte mit anderen Augen betrachten." Newsage

Bärbel Mechler

VON PSYCHOPATHEN UMGEBEN

Wie Sie sich erfolgreich gegen schwierige Menschen zur Wehr setzen

9,95 € (D) / 10,30 € (A)
ISBN 978-3-86374-123-5

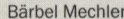

„(...) Wenn auch du solche Typen in deinem Leben ertragen musst, (...) dann wird dieses Buch die Antwort auf Deine Probleme sein: Anhand vielfach bewährter, praxistauglicher Beispiele erklärt die Autorin, wie du die typischen Verhaltensmuster, mit denen sich diese ‚Quälgeister' selbst entlarven, erkennst und hinter ihre täuschende Fassade blicken kannst. Von galanten Schmeicheleien bis hin zu handfesten Konfrontationen bekommst du eine reiche Palette gezielter Methoden in die Hand, um dich effektiv aus der Opferrolle zu befreien." Wege

Anna Elisabeth Röcker

MEDITATION FÜR ALLE

Vier-Schritte-Programm zur Meditation und Achtsamkeitsübungen für jeden Tag. Mit Audio-CD

18,90 € (D) / 19,50 € (A)
ISBN 978-3-86374-230-0

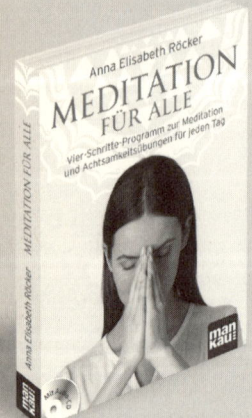

Dieses Buch ermöglicht Ihnen einen gelungenen Einstieg in die Meditationspraxis. Es erläutert die positiven Auswirkungen der Meditation auf Körper, Geist und Seele, belegt durch die neuesten Erkenntnisse aus der Gehirnforschung, und bietet praktische Anleitungen für das tägliche Meditieren in vier Schritten: vom einfachen und leicht nachvollziehbaren Basisprogramm für jeden bis hin zu anspruchsvollen Konzentrationsübungen und der Meditation mit Gegenständen und Bildern.